Les Éditions SOS
Courriel : info@soshormones.fr
Site web : www.soshormones.fr

AF882522

Dépôts légaux : 2e trimestre 2019
Bibliothèque et Archives nationales du Québec
Bibliothèque et Archives du Canada

Catalogage avant publication de Bibliothèque et Archives nationales du Québec et Bibliothèque et Archives Canada

Nandy, 1973-

Quand les hormones s'en mêlent 2e édition

Comprend des références bibliographiques.

ISBN 978-2-924831-07-6 (imprimé papier)

1. Gynécologie endocrinienne. 2. Hormones. 3. Femmes - Santé et hygiène. 4. Nandy, 1973- . I. Titre.

RG159.N36 2017 618.1 C2017-941187-X

Auteure : Nandy
Couverture et infographie : Jade Lessard et Nancy St-Hilaire
Photographie de l'auteure (endos de couverture) : Foto-Génik
Relecture : Micheline Séguin, Michel L.
Correction : Maryse Froment-Lebeau

SOS Hormones

Quand les hormones s'en mêlent

Nandy

Les Éditions
SOS

Avis au lecteur

Ce livre ne représente ou ne remplace en aucun cas tout conseil, diagnostic ou prescription sur votre état de santé pouvant être obtenu auprès d'un médecin ou autre professionnel. Les informations, trucs et astuces qui y sont présentés ne sont que le fruit de mes quatre dernières années d'observations, d'expériences et de recherches personnelles provenant de sources jugées fiables. En cas de doute, si vos problèmes de santé persistent, en cas de troubles sérieux ou inconnus, consultez votre médecin, pharmacien ou autre professionnel de la santé.

Dédicace

Je dédie ce livre en particulier à mon conjoint, mari et époux, Michel, sans qui je n'aurais pas surmonté cette tranche de vie.

Aux spécialistes et professionnels de la santé qui m'ont véritablement soutenue et qui ont cru en moi.

À mes proches, aux membres de ma famille et à mes amis, que j'ai dû négliger durant toutes ces années de maladie insoupçonnée. J'espère que maintenant nous pourrons rattraper ce temps perdu.

Enfin, à ma mère, que j'ai voulu épargner.

Et à toutes les femmes de ce monde !

Nandy, auteure

Remerciements

À mon amie K.-A. pour son assistance dans le milieu médical et son grand dévouement.

Merci à ma (belle) fille, Jade, qui a contribué au contenu infographique du livre, particulièrement à la création de la couverture.

Merci à mon amie Micheline pour son amitié, sa complicité et pour sa relecture complète du présent livre.

Merci à mon frère, P., et à Foto-Génik, Éric B. et Isabelle B. pour leur aide et leur collaboration pour le site web lié à ce livre.

Et surtout un merci inconditionnel à mon tendre époux pour son soutien tout au long de ces années, son appui à la réalisation de ce projet, à la relecture du texte. Je lui ai décerné le certificat du meilleur mari du monde !

Nandy, auteure

Préambule : Pourquoi j'ai écrit ce livre

J'ai écrit le livre que j'aurais tant souhaité avoir sous la main pendant les quatre dernières années, lorsque j'ai vécu des problèmes hormonaux extrêmes qui m'ont menée jusqu'aux troubles de panique et à la dépression. **Mais surtout, je souhaitais prévenir les femmes que de tels troubles peuvent se manifester sournoisement, bien avant l'âge bétonné de la ménopause. Le résultat ? Les femmes ne reçoivent pas le bon diagnostic ou risquent de suivre un traitement inapproprié !** C'est ainsi qu'est né le présent livre, *Quand les hormones s'en mêlent,* ainsi que le site web www.soshormones.fr qui y est lié.

Pendant tout ce temps, en plus de tenter de trouver l'énergie pour fonctionner au quotidien, et à force d'épuisement, j'ai dû faire ma propre enquêtrice. J'ai passé une multitude d'heures à me renseigner, à investiguer, en quête de solutions à mes problèmes. J'ai consulté médecins, spécialistes, psychologue, psychiatre et autres intervenants, à la recherche du trouble qui m'affectait afin de gagner un semblant de qualité de vie. J'ai été choyée dans cette mésaventure, car j'ai reçu beaucoup de soutien, particulièrement de la part de mon conjoint et de tous ces intervenants. Mais je trouvais désolant que les problèmes hormonaux ainsi que la ménopause soient aussi méconnus dans le monde médical, mal diagnostiqués, souvent même pas du tout, et qu'il n'y ait pas plus de ressources pour les femmes. Et qu'il faille encore aujourd'hui se battre autant, alors qu'il s'agit d'un désordre naturel qui date de l'époque d'Ève, et qui plus est, est encore tant controversé...

Au fil de mes expériences, et à force de consulter et de faire des recherches, j'ai fini par rassembler un flot d'informations, de connaissances, de trucs et d'outils, que je tenais à partager avec vous et qui peuvent aider les femmes, spécialement au mitan de leur vie. Je ne suis pas médecin, ni spécialiste en la matière, ni même issue du domaine de la santé… je ne suis qu'une femme ordinaire, comme la plupart d'entre vous, qui s'est vue confrontée du jour au lendemain à devoir comprendre ce qui m'arrivait et à s'instruire sur le sujet afin de survivre à une situation devenue infernale. Maintenant, je désire aider les autres femmes afin qu'elles ne vivent pas la détresse qui m'a tant affligée.

Si ce livre peut être utile, ne serait-ce qu'à l'une d'entre nous, et peut l'aider à mieux vivre ou à déceler de façon précoce ses problèmes hormonaux, mon but aura été atteint.

Nandy, auteure

Chapitre 1 : Ah, l'âge !

« **Q**uel âge as-tu ? » me demandait constamment mon médecin. Quarante, quarante et un ans, non, cela ne peut pas être la ménopause ! À l'époque (c'était en 2013 et 2014), j'ignorais complètement ce que ce mot voulait dire et je me disais que je vivrais ce chapitre bien plus tard, en temps et lieu. Alors le sujet était clos, car l'avis de mon médecin était de béton.

Au fil des rencontres médicales que j'ai eues avec lui, je revenais constamment sur le sujet, puisque je ressentais des symptômes associés à des changements hormonaux relatifs au syndrome prémenstruel (ou SPM), mon sommeil avait changé pendant cette période et je vivais de l'anxiété depuis un bon bout déjà. J'expérimentais depuis plusieurs années un SPM assez important, sans nécessairement conclure que c'était déjà la préménopause. Et j'arrivais toujours à la même question… et j'obtenais la même réponse : j'étais trop jeune !

J'ai beaucoup de détermination et donc, après plus d'une année de consultations et de difficultés de santé qui s'accumulaient et s'aggravaient, j'ai été mise sur la piste sérieuse de la ménopause. J'ai alors fait la lecture du livre intitulé *Les hormones au féminin : repensez votre santé*[1], de la spécialiste des troubles hormonaux, Dre Sylvie Demers. Quelle surprise cela a été pour moi de découvrir ce sujet, et surtout de lire les histoires vécues de femmes qui ont commencé à vivre un changement hormonal dans la quarantaine et même la trentaine ou la vingtaine ! Je me suis immédiatement reconnue dans les conditions qu'elles décrivaient et je savais désormais que c'était indéniablement ce qui m'affectait.

En 2014, alors que mon médecin me traitait pour de l'anxiété, des troubles de panique et une dépression pour lesquels il m'avait prescrit des antidépresseurs, qu'il m'avait mis en arrêt de travail, et qu'il était convaincu que ma condition n'était due qu'au stress (évidemment, je vivais une situation de stress intense au travail à cette époque), et alors qu'il s'opposait à ma demande acharnée de me prescrire des hormones, je suis revenue avec la question hormonale et de la préménopause et j'ai finalement obtenu la référence qui allait m'aider pour la prochaine étape, soit voir un spécialiste qui pratiquait justement dans ma région.

J'entends encore souvent des gens parler, à tort ou à raison, de la ménopause qui arrive dans la cinquantaine. Bien sûr, l'âge moyen au Canada et en France de cette étape est de 51 ans, mais la préménopause débute généralement autour de l'âge de 45 ans et peut s'amorcer à n'importe quel moment entre la fin de la trentaine et la cinquantaine.

Elle dure en moyenne 5 ans, et c'est souvent cette étape qui est la plus difficile. La plupart des femmes peuvent alors vivre une panoplie de symptômes anodins en apparence sans même soupçonner encore ce changement hormonal ! Cela dit, de plus en plus de femmes vivent une ménopause précoce dans le monde d'aujourd'hui. Elles doivent donc être à l'affût de cette condition bien avant d'avoir 50 ans !

Le trouble dysphorique menstruel, aussi appelé TDPM ou SPM extrême, maladie dont j'étais également affectée, comme je le découvris plus tard (et dont je traiterai plus loin, au chapitre 13), les femmes en sont généralement victimes à partir d'environ 30 ans. En ce qui me concerne, je me souviens avoir vécu des troubles du SPM suffisamment importants dès la fin de la vingtaine.

Les adages disent : « Il n'y a pas d'âge pour apprendre », « …pour être heureux » ou « …pour s'aimer ». J'ajouterais « qu'il n'y a pas d'âge… pour être malade ! »

Chapitre 2 : Le système immunitaire

J'ai toujours eu la faiblesse de contracter au moins un rhume pendant la saison hivernale, et la plupart du temps, cela se traduisait éventuellement en sinusite. Généralement, sa durée était normale, soit environ 7 à 10 jours.

Pendant les quelques années précédant le début de mes problèmes de santé, les sinusites étaient devenues plus fréquentes et duraient plus longtemps. C'en était devenu un problème, puisqu'elles pouvaient durer plus d'un mois et je devais obtenir une prescription d'un antibiotique et d'un vaporisateur nasal médicamenté pour m'en débarrasser.

Il ne m'est jamais venu à l'idée que ces rhumes à répétition pouvaient sous-tendre une autre problématique beaucoup plus importante, soit la diminution de mes hormones sexuelles, et donc, je m'y accommodais.

Évidemment, la médecine en est une que j'appelle « de traitement des symptômes », c'est-à-dire qu'il n'y a eu aucune recherche à savoir quelle était l'origine de ces affections multiples et donc, on me traitait pour les soulager uniquement.

Un produit naturel qui m'a quand même bien servie pour tenter de fortifier mon système immunitaire est la protéine de petit-lait (lactosérum), un mélange à faire avec de l'eau ou du lait. Je prenais aussi de la vitamine D, à raison d'au moins 2 000 à 4 000 UI par jour, et de la vitamine C, bien que selon mes lectures, cette dernière n'aurait pas obtenu les résultats scientifiques véritables prouvant qu'elle peut contrer les infections. Malgré ces efforts, je me retrouvais avec des sinusites fréquentes en hiver, et la seule façon de m'en sortir était la médication.

J'ai appris bien plus tardivement que l'œstrogène était un facteur important dans la résistance du système immunitaire et que lorsque cette hormone diminue, celui-ci s'affaiblit aussi. C'est à ce moment que j'ai fait le lien avec les infections des années précédentes.

Il serait même prouvé, selon une étude montréalaise[ii], que les femmes auraient un meilleur système immunitaire que les hommes en raison de leur production d'œstrogènes. Et que ceux-ci joueraient un rôle dans les maladies chroniques inflammatoires et dégénératives. Par exemple, l'arthrose serait beaucoup plus fréquente chez les femmes ménopausées que chez les hommes et elle serait associée à la ménopause.

Évidemment, il y a aussi le cortisol, hormone du stress, dont je traiterai plus loin, aux chapitres 8, 17 et 20, qui joue un rôle dans le système immunitaire et les infections, et qui influence les hormones féminines. Comme je vivais également une situation stressante qui s'est prolongée au travail, cela a pu avoir un impact sur mon état de santé.

Un système immunitaire affaibli nous rend donc vulnérables aux rhumes, grippes, mais aussi notamment aux allergies, à l'arthrite et au cancer.

Ce n'est donc pas à prendre à la légère, et comme je le mentionnerai à d'autres reprises dans ce livre, **il faut traiter l'origine du problème et non pas uniquement le symptôme.**

Aujourd'hui, en 2017, alors que je reçois le traitement adéquat d'hormones, ma résistance est telle que je combats rapidement un rhume qui se pointe. Il ne va pas plus loin. Alors, si votre système immunitaire se met soudainement à vous jouer des tours, soyez vigilante, cela pourrait bien être le début d'une baisse hormonale !

Chapitre 3 : L'anxiété

Si vous êtes comme moi, du type perfectionniste, ou même quelque peu contrôlante, vous vous inquiétez de tout ou vous craignez toujours le pire; il y a fort à parier que vous êtes de type anxieuse. Le livre *Guérir l'anxiété*, de la collection « Pour les nuls »[iii], est le meilleur ouvrage complet que j'ai pu lire sur le sujet. On y mentionne entre autres qu'environ 25 % des Américains pourraient souffrir d'un trouble d'anxiété un jour ou l'autre.

Si je reviens dans le temps, le tout premier symptôme de mes problèmes de santé a été l'anxiété. À la fin de 2011, en plein milieu d'un après-midi tout à fait normal au bureau, j'ai été frappée brutalement par ce coup de fouet, jusqu'alors inconnu, que j'allais subir maintes et maintes fois par la suite : une crise d'anxiété. Seulement, je ne savais pas, à ce moment, ce que c'était…

Pour celles qui n'ont pas connu cela, il est difficile de s'imaginer ce qu'on peut éprouver. De façon générale, le sujet ressent des palpitations, des sueurs, des tremblements, des vertiges, de la fatigue, des troubles gastro-intestinaux, l'engourdissement de ses membres ou même une douleur thoracique.

Il faut dire qu'à cette époque, mon horaire était chargé, et je vivais beaucoup de stress. Encore aujourd'hui, je suis incapable d'expliquer le « pourquoi » de cette première crise à ce moment précis et de plusieurs autres qui suivront. Avec le recul et toutes les connaissances que j'ai maintenant sur l'anxiété et les troubles hormonaux, je ne peux que me dire que ces manifestations à des moments inexpliqués étaient possiblement provoquées par des variations hormonales, ce qui faisait également en sorte que je n'avais pas tous les moyens de bien gérer mon stress, et qu'à son tour, ce dernier me causait lui aussi de telles variations. Ce qui en faisait un cercle vicieux.

J'ai même fait le test, une bonne journée, alors que j'avais passé trois mois en congé de maladie. J'étais convaincue que mon anxiété à ce moment était due à mon trouble hormonal, car j'étais incapable d'associer la plupart de mes crises à un événement particulier ou au stress. Je me suis donc procuré en vente libre, dans un magasin de produits naturels, de la crème de progestérone (qui est en fait de l'igname sauvage). Ayant appris qu'il s'agit de l'hormone calmante et aussi de la première que l'on perd normalement en période de préménopause (comme je l'expliquerai plus loin au chapitre 17), j'ai eu la bonne idée, en plus d'en appliquer quotidiennement, d'en étendre sur mon thorax pendant ma crise, et en quelques minutes, les symptômes associés à l'anxiété s'étaient dissipés.

Quand j'y repense, je sais que j'étais une personne de type anxieux depuis mon jeune âge, mais qu'on ne l'avait jamais porté à mon attention. J'avais peur de parler en public, je doutais constamment que la porte de la maison était bien fermée à clé, et bien d'autres choses ! Cette prédisposition à de telles conditions refait surface, à mon avis, pendant la période de la préménopause, car nous sommes alors en situation de grands changements et de vulnérabilité.

Pire encore, l'anxiété peut devenir si intense qu'elle se transforme en crises de panique. Pendant ces périodes, qui durent généralement de quelques minutes à quelques heures, le rythme cardiaque s'accélère, on a l'impression d'étouffer, de manquer d'air, on ressent des douleurs à la poitrine, des engourdissements ou des picotements dans les doigts, des tremblements, des vagues de chaleur ou de froid. Et l'intensité est telle que nous avons l'impression d'être détachés de nous-mêmes et sommes convaincus que nous allons perdre le contrôle et même mourir !

Après presque trois ans de crises d'anxiété régulières, j'en suis venue, en 2014, à faire des crises de panique importantes, au point où je ne pouvais rester seule à la maison, ni même conduire mon automobile. Mon état s'aggravait pendant la journée, et je devais, pour le combattre, prendre 2 comprimés de 1 mg d'anxiolytique (en l'occurrence, de l'Ativan), 3 fois pendant la soirée, ce qui était la dose maximale. Mon conjoint a été d'un énorme secours lors de toutes ces crises majeures, alors que plusieurs fois, j'ai été sur le point de devoir me rendre à l'hôpital. La meilleure chose qu'il a pu faire est de me comprendre et de me rassurer. Il me prenait les mains et me faisait faire des exercices de respiration pour m'aider à me calmer. Il faisait aussi en sorte de me changer les idées pour me détourner toute cette panique. Aller faire une marche légère a aussi été un bon moyen de récupérer de ces épisodes. À force de les vivre, je savais que cela passerait, et c'est aussi ce qui m'aidait à les traverser.

Comble de malheur, j'ai appris que certains médicaments peuvent causer de l'anxiété ! Quelle n'a pas été ma surprise de lire, dans la monographie de l'antidépresseur que mon médecin venait de me prescrire justement contre l'anxiété, qu'il pouvait lui-même précisément en créer ! En effet, les inhibiteurs du recaptage de la sérotonine (IRS) prescrits pour traiter la dépression et l'anxiété peuvent exacerber les mêmes symptômes. Également, les substituts hormonaux utilisés pour traiter la ménopause, ainsi que la pilule contraceptive peuvent donner des effets secondaires semblables.

Et ce n'est pas tout : certaines maladies peuvent aussi causer de l'anxiété, notamment le trouble du SPM, les déséquilibres hormonaux et la ménopause ! **Voilà un élément clé que j'aurais tant aimé connaître dès le début, lorsque j'ai commencé à vivre des crises…**

Ainsi, le livre *Guérir l'anxiété*[iv], dont j'ai parlé plus tôt, propose dix manières de stopper rapidement l'anxiété, lesquelles sont reproduites ci-après, et que j'agrémente de mes commentaires (en italique) :

- **Expirez votre anxiété.** Inspirez profondément, retenez quelques secondes, et laissez lentement sortir l'air de votre bouche en faisant un léger son, sifflement, soupir ou autre, et répétez 10 fois au moins. *Plusieurs applications pour téléphone intelligent peuvent vous assister durant les exercices de respiration, dont celle de cohérence cardiaque.*

- **En parler à quelqu'un.** Communiquer à une autre personne ce que l'on ressent aide à faire face à cette douleur émotionnelle. Et c'est exactement de la façon contraire que la plupart d'entre nous agissons, ayant tendance à nous replier sur nous-mêmes dans cette situation. Alors, parlez-en !

- **Pratiquez une activité physique ou des exercices cardiovasculaires.** Comme l'anxiété submerge le corps d'adrénaline, ces exercices la brûleront rapidement !

- **Apaisez votre corps.** Prendre un bain ou une douche chaude, ou encore recevoir un massage aidera à diminuer la tension.

- **Riez.** Le rire sollicite le diaphragme et les muscles respiratoires et détend l'ensemble de l'organisme. *Si vous n'avez pas de bonnes histoires, riez pour rien; c'est ce que j'ai appris dans un cours de rire !*

- **Remettez en question les pensées anxiogènes.** En situation d'anxiété, on pense que tout est une catastrophe. Mais est-ce vraiment le cas ? Dans un an, quelle importance cet événement aujourd'hui catastrophique aura-t-il ? Probablement aucune !

- **Écoutez de la musique.** La musique adoucit les mœurs et aiderait à produire de la sérotonine. Surtout si vous êtes mélomane !

- **Trouvez des distractions.** Écouter un bon film, lire, jouer à des jeux vidéo ou sur votre téléphone intelligent ! *Une bonne façon pour moi de me distraire en me rendant utile a été de cuisiner.*

- **Vivez dans l'instant présent.** En situation anxieuse, nous sommes soucieux, perdus dans nos pensées. Il faut nous ramener à l'instant présent, ne serait-ce qu'en ressentant notre respiration, une partie de notre corps, ou en ramenant notre attention sur ce que nous sommes en train de faire. *Un jeu que nous avions inventé, mon conjoint et moi, était qu'il me disait un mot (ex. : stylo, vache…) et je devais l'imaginer. Et ça marche !*

- **Faites l'amour.** Le sexe brûle de l'adrénaline, alors si la situation et votre condition le permettent, faites-le, et votre partenaire ne sera que ravi de votre anxiété !

J'ajouterais à cela qu'il existe, au Québec, l'organisation Revivre, qui donne du soutien à ceux étant aux prises avec un trouble anxieux. Si vous n'y habitez pas, il existe certainement un organisme semblable dans votre région.

Certains exercices de respiration, de méditation et d'hypnose que m'a proposés mon psychologue, ainsi que le yoga m'ont également beaucoup aidée à réduire ou à contrôler mon anxiété. Je vous en propose plus loin, aux chapitres 24, 25 et 26.

Chapitre 4 : Le sommeil, une question d'hormones ?

Après mes symptômes d'anxiété, ma descente aux enfers a vraiment débuté avec de l'insomnie, qui a duré près d'une semaine ! Oui, presque 7 jours pratiquement sans fermer l'œil ! J'ai essayé tous les trucs que je connaissais à l'époque, des bains chauds pendant la nuit, des techniques de respiration, des comprimés naturels relaxants, des massages de relaxation, et aussi écouter des films.

Au bout de la semaine, j'étais complètement épuisée, mes jambes fléchissaient, et ce matin-là, j'ai dit à mon conjoint que je devrais me rendre à l'hôpital ou à la clinique. Nous nous sommes alors rendus d'urgence chez mon médecin de famille, qui (après m'avoir diagnostiqué de la fatigue et du stress !) m'a prescrit de la zopiclone, une pilule bleue de 7,5 mg, et de la trazodone, un comprimé rose de 150 mg, pour que je puisse enfin dormir et récupérer. Alors que je me rendais le lendemain pour un congrès de trois jours à l'extérieur de la région, que je ne pouvais manquer en raison des crédits de formation dont j'avais besoin pour ma profession, je suis allée à l'inscription, mais j'ai trouvé le moyen de m'enfuir en douce pour ensuite passer trois journées (et surtout trois nuits) dans ma chambre d'hôtel à dormir. Je devais aussi aller rejoindre ma famille en région pour une soirée très importante au cours de laquelle mon petit filleul de 8 ans recevait un prix parce qu'il avait remporté la bataille contre son cancer du cerveau, événement auquel j'ai dû péniblement renoncer, sans alarmer mes proches. Ça été une décision déchirante, mais j'étais dans un état tel que je ne pouvais m'y rendre. Malgré cela, c'était la seule et unique décision que je devais prendre pour moi à ce moment-là.

Mis à part le fait que les troubles du sommeil sont les premiers symptômes de dépression, il semble que ceux que vivent les femmes au cœur de leur vie sont d'abord et avant tout une histoire hormonale, selon ce que j'ai lu sur le site www.santedesfemmes.com. On décrit sur ce site[v] que le sommeil dépend de l'action de plusieurs hormones. D'abord, la mélatonine, une hormone sécrétée par la glande pinéale et qui règle les cycles du sommeil. Aussi, l'insuline, dont il faut tenir compte à cause de son rôle nuisible au sommeil. Et il y a le cortisol, l'hormone du stress, qui est très directement impliqué dans les cycles du sommeil. Citons la DHEA, qui joue un rôle important à plusieurs égards, notamment pour contrôler le cortisol et pour la production des androgènes et œstrogènes. Évidemment, il y a l'œstrogène et la progestérone, ces hormones

stéroïdes dont la baisse à la ménopause semble directement liée à l'insomnie chez plusieurs.
Lorsque je parle avec des femmes qui ont vécu des problèmes de sommeil à l'arrivée de la ménopause, la plupart se sont fait prescrire les mêmes médicaments que j'ai reçus, ce qui semble une norme. Aujourd'hui, en 2017, soit quelques années plus tard, j'ai toujours besoin de ces comprimés de trazodone, et ce, même si mon médecin de famille m'avait mentionné que je pourrais arrêter quand bon me semblerait, sans effets secondaires. Eh bien, sachez que ce n'est pas toujours le cas; j'ai fait une tentative pour cesser ce produit, qui appartient à la famille des antidépresseurs, soit dit en passant, et ça été très difficile, au point où j'ai dû le reprendre. Pour ce qui est de la zopiclone, j'ai finalement réussi à l'arrêter, contre toute attente, au printemps 2017, soit exactement 3 ans après l'avoir commencée. Quelle découverte cela a été de retrouver enfin un sommeil plus naturel !

Il m'est fréquemment arrivé de me réveiller la nuit même en ayant pris ces cachets, et toujours à la même heure, soit entre 1 h et 3 h du matin. D'où l'importance de rechercher **la cause** de ses problèmes de sommeil; la médication, bien que d'une grande aide, ne représente qu'une béquille qui camoufle le problème. En acupuncture, comme je l'expliquerai au chapitre suivant, l'heure correspond à un méridien qui est actif dans le cycle circadien de 24 heures. Ainsi, un réveil entre ces heures correspond au méridien du foie, qui, lui, en médecine chinoise, est directement relié au système hormonal. Le foie est très actif pendant la nuit, car son rôle est d'éliminer les molécules étrangères à la vie, telles que caféine, nicotine, alcool, médicaments, polluants et œstroprogestatifs. Un réveil pendant les heures de ce méridien signifie qu'il faut drainer tout excès de toxines. **Un foie en santé est un élément clé à considérer dans toute la question hormonale, comme je le mentionne au chapitre suivant.**

Lorsque le réveil survient entre 3 h et 5 h, cela correspond au méridien des poumons, qui représente de façon générale la respiration, l'anxiété. Même aujourd'hui, pendant l'écriture de ce livre, j'expérimente des problèmes de sommeil à 4 h du matin, chaque nuit, et puisque cela correspond aux poumons, j'ai réintégré à mon alimentation du magnésium, un produit naturel calmant, ainsi que des exercices de respiration et des marches à l'extérieur au quotidien.

Une autre astuce est de prendre un comprimé de progestérone (Prometrium 100 mg) pendant la nuit, et comme il provoque la somnolence, on retrouve le sommeil généralement dans l'heure qui suit. Cela peut être aussi sous forme de crème de progestérone. Je l'ai expérimenté à plusieurs reprises et cela a fonctionné. Une étude sur la progestérone et la qualité du sommeil commentée toujours sur le même site de www.santedesfemmes.com mentionne que : « la conclusion des chercheurs est qu'elle peut restaurer un sommeil normal chez les femmes ménopausées lorsque leur sommeil est perturbé par des conditions environnementales. [...] Elle n'induirait pas un sommeil artificiel, mais agirait plutôt comme un régulateur physiologique. La conclusion est qu'elle peut fournir des stratégies de thérapies novatrices pour le traitement des désordres du sommeil et en particulier chez les personnes âgées ».

Sur le site www.santedesfemmes.com[vi], on recommande ce qui suit pour contrer l'insomnie (avec mes commentaires en italique) :

Éviter la caféine. Boire du café décaféiné, même le matin.

S'assurer d'un bon apport en magnésium. Un minéral essentiel pour le bon fonctionnement du système nerveux. *Personnellement, un produit naturel qui m'a beaucoup aidée est le magnésium liquide (chlorure de magnésium), ou du citrate de magnésium en poudre appelé Calm, de la marque*

Natural Calm Canada. Dans mes périodes d'anxiété, j'en prenais une quantité dans une tasse d'eau chaude le soir, au coucher, et cela m'aidait énormément.

Bannir la télévision, le téléphone intelligent ou l'ordinateur de la chambre à coucher. Cette pièce devrait être un havre de paix.

Utiliser des probiotiques. Selon une étude canadienne, les probiotiques se seraient avérés efficaces contre la fatigue chronique, la dépression, l'anxiété et l'insomnie.

La valériane. Dans une étude récente, la valériane s'est avérée tout aussi efficace que le Valium ou l'Ativan pour activer les récepteurs des neurotransmetteurs GABA dans le cerveau, sans risques de dépendances ou d'effets secondaires. Le site suggère une dose de 800 mg une heure avant le coucher.

Sur le site www.sante-et-nutrition.com/nutrition-et-sommeil[vii], on recommande aussi ce qui suit (avec mes commentaires en italique) :

Le soir, vive les protéines végétales ! Manger un [souper] selon le principe végétarien, terminé au minimum 3 h avant le coucher, représente une solution optimale pour se préparer au sommeil. Faites une place de choix aux protéines végétales, par exemple sous forme de légumineuses (lentilles, fèves, haricots secs, pois cassés, pois chiches, etc.) ou de préparation à base de soja (steak ou saucisses de soja) associées à des légumes et éventuellement à des produits céréaliers complets (riz, quinoa, millet).

Une supplémentation en oméga 3. Un déficit en oméga 3 peut altérer la qualité du sommeil, notamment par l'augmentation des symptômes dépressifs ou des troubles dégénératifs. *J'ajouterais qu'on m'avait indiqué qu'il fallait une concentration de 800 EPA contre 400 DHA pour être efficace, tel que je l'explique au chapitre 7.*

La balance acido-basique, les apports en zinc, en calcium et en cofacteurs de la synthèse de sérotonine (zinc, cuivre, fer, vitamines B3, B6, B9, B12) sont à surveiller.

Dégustez un peu de miel avant de vous coucher. Le fructose du miel déclenche la salivation qui va liquéfier le miel et qui va ainsi couler le long de l'œsophage […] Les oligoéléments dont le zinc, le cuivre, le lithium et surtout le Tryptophane contenus dans le miel sont absorbés directement sous la langue.

En phytothérapie. La valériane et la passiflore favorisent la relaxation et l'endormissement. L'aubépine [et le tilleul] agissent comme antioxydants et régularisent le rythme cardiaque. L'eschscholtzia possède une action hypnotique contribuant à allonger la durée du sommeil. L'huile essentielle de lavande en aromathérapie peut également s'avérer utile.

Rafraîchir votre chambre le soir idéalement à 17 °C, une température plus basse du corps favorisant le sommeil (le bain chaud juste avant de se coucher est donc à éviter).

Baisser les lumières le soir afin de s'endormir dans l'obscurité et favoriser ainsi la sécrétion de mélatonine. Il existe à ce titre des réveils simulateurs d'aube particulièrement intéressants. La luminothérapie peut également s'avérer utile. *J'en retire personnellement qu'une supplémentation en mélatonine, à 10 mg, peut aider au sommeil.*

Des pratiques telles que la méditation de pleine conscience, l'autohypnose et la cohérence cardiaque. Pratiquer pendant 5 minutes 6 cycles d'inspiration/expiration par min, 3 fois par jour. [Ce] sont également de précieux alliés pour dormir sereinement.

Pratique sportive. Éviter [...] la pratique sportive intense 1 heure minimum avant d'aller vous coucher. À l'inverse, une pratique sportive modérée, à terminer au minimum 3 à 4 heures avant l'endormissement, permet d'optimiser la qualité du sommeil.

Écran d'ordinateur et films anxiogènes. [À éviter] 1 heure minimum avant d'aller vous coucher !

Ce même site fait état des perturbateurs du sommeil suivants (avec mes commentaires en italique) :

L'excès de protéines animales au [souper] augmente le temps de digestion, la température corporelle et perturbe la qualité du sommeil. Il en est de même pour les régimes riches en graisses, surtout cuites, augmentant par ailleurs la sensibilité de l'organisme à un neuromédiateur favorisant l'éveil et l'appétit, l'orexine.

Le café, de par sa teneur en caféine, stimule le système nerveux en bloquant l'action de l'adénosine au cerveau et en inhibant la sécrétion de mélatonine jusqu'à 6 heures après sa consommation. Il en est de même pour tous les aliments riches en caféine (cola, boissons énergisantes, guarana, cacao en forte quantité).

L'alcool favorise l'endormissement mais entraîne surtout une sécrétion d'adrénaline au cours de la nuit, bloque l'entrée du Tryptophane au niveau de la barrière hématoencéphalique et fait chuter le taux de mélatonine. À consommer donc avec modération par les amateurs de bon vin !

La menthe possède des vertus stimulantes. *Donc, pour celles qui, comme je le faisais, ont l'habitude de prendre une tisane à la menthe après le repas du soir, c'est à bannir !*

Le lait est naturellement riche en Tryptophane et en alpha-lactalbumine, favorisant de ce fait le métabolisme de la mélatonine. Toutefois, il est également riche en acides aminés neutres, au même titre que les protéines animales. Le conseil quant à la consommation d'un verre de lait chaud pour favoriser l'endormissement est donc à relativiser, d'autant que celui-ci peut tout autant être favorisé par toute boisson chaude, une tisane par exemple, possédant une action thermique et mécanique bénéfique sur les organes digestifs.

J'ajouterais à ceci que récemment, j'ai commencé à prendre une petite bouchée avant d'aller au lit, comme une demi-banane ou un verre de lait, et ça m'aide.

Finalement, j'ai aussi vécu plusieurs cauchemars pendant cette période difficile, que j'associais au dosage d'œstrogènes, tel que je l'expliquerai plus loin, au chapitre 16. Si mon taux n'était pas adéquat, je passais d'affreuses nuits à me faire poursuivre ou à poursuivre moi-même !

Je crois qu'il n'y a pas de recette miracle pour contrer l'insomnie, mais avec tout cela, je ne peux que vous souhaiter… bonne nuit !

Chapitre 5 : N'ayez pas peur des aiguilles

Je faisais régulièrement des séances d'acupuncture, depuis plusieurs années déjà. Que ce soit pour un simple rhume, un mal de tête ou d'autres petits maux, cela me réussissait très bien. Il faut dire que mon acupunctrice, qui a bien des connaissances et toutes sortes d'astuces en santé naturelle, sait déceler avec beaucoup de précision ce dont j'ai besoin. C'est d'ailleurs elle qui, la première, m'a mis la puce à l'oreille sur la question de la ménopause et du livre de D^{re} Demers dont j'ai parlé au chapitre 1.

Un des trucs qu'elle m'a donné et que j'ai effectué à de multiples reprises est d'utiliser un coussin électrique pour se faire chauffer le dessous des pieds pendant 20 à 30 minutes (ou plus si vous le désirez), idéalement entre 17 h et 19 h, soit au temps du méridien du rein, qui est le générateur d'énergie. Essayez-le, cela « rechargera » vos batteries et vous aidera à retrouver une meilleure vitalité.

Pratiquées régulièrement, l'acupuncture et l'auriculothérapie (acupuncture dans l'oreille) peuvent être d'une grande aide pour soulager les symptômes reliés au système hormonal, mais aussi leurs effets secondaires, ainsi que pour diminuer le stress et l'anxiété. L'acupuncture peut traiter le syndrome prémenstruel, les règles douloureuses ou irrégulières, les bouffées de chaleur, les insomnies et l'hypersensibilité émotionnelle. Évidemment, elle devient encore plus efficace lorsqu'on y fait appel en complément d'une certaine médication. Le livre intitulé *L'Acupuncture pour les nuls,* par D^re^ Nadia Volf[viii], un ouvrage complet sur le sujet, décrit bien et en détail toutes les vertus de l'acupuncture que je viens de mentionner.

Comme j'ai pu le lire sur le site www.santedesfemmes.com[ix], en médecine chinoise, les problèmes de SPM, de TDPM, d'anxiété ou de dépression sont toujours reliés au foie. Tout ce qui nuit au foie obstrue la circulation du Qi (ou « chi »), qui est l'énergie vitale qui circule dans nos organes. Pareillement en médecine traditionnelle occidentale, comme je le mentionnais au chapitre précédent : dans le système endocrinien, toutes les hormones sont métabolisées par le foie, dont le rôle principal est de régulariser la production d'hormones et d'éliminer les toxines. **Il est donc extrêmement important de conserver son foie en bonne santé pour éviter les symptômes reliés aux changements hormonaux.** Par exemple, on évite toute substance ou tout aliment qui peut le surcharger, tel que : café, thé noir, boissons énergétiques et gazeuses, sauces crémeuses ou épaisses, fromages, sucres raffinés, aliments trop gras et frits ou transformés, repas lourds et portions trop généreuses, et on se tient loin d'une vie trop sédentaire, du refoulement des émotions, de la surcharge de travail et de stress. Enfin, le foie aime l'acidité et le système digestif aime le chaud. Donc, rien de mieux qu'une tisane à l'artichaut !

Pour ceux qui connaissent un peu l'acupuncture ou qui désirent s'y initier, voici les points clés relatés dans le livre de Dre Nadia Volf pour traiter les syndromes prémenstruels, que je reproduis ici[x] :

- Le point du méridien du Péricarde MC6, Nei Guan, qui se trouve sur la face interne du poignet à la distance de 3 travers de doigt au-dessus du milieu du pli du poignet. L'action sur ce point a un effet calmant, relaxant, diminuant les réactions fonctionnelles cardiovasculaires et vasomotrices et stabilisant l'hypersensibilité émotionnelle ;

- Le point du méridien du Foie F3, Tai Chong, qui se trouve sur la face dorsale du pied, dans l'espace entre les 1re et 2e articulations métatarsiennes. L'action sur ce point a un effet sur le métabolisme des œstrogènes, déclenchant leur meilleure élimination et la normalisation de la balance hormonale.

Pour ma part, les points qui m'ont beaucoup aidée sont les suivants :

- Les points du péricarde MC6 et du foie F3 (que je viens de mentionner) ;

- Le point VG20 (Bai Hui ou « réunion des 100 »), qui se trouve sur le sommet du crâne au milieu de la ligne réunissant les sommets des deux oreilles, pour son effet sur le système nerveux central. Ce point fait tellement du bien, il permet de faire tomber tout le stress, c'est un essentiel !

- Le point C7 (Shen Men ou « Porte d'esprit »), qui se trouve sur le pli du poignet du côté du petit doigt, et point-source du méridien du cœur qui m'a été très utile pour traiter mon anxiété ;

- Le point PC8 du méridien du péricarde, situé au cœur de l'intérieur de la main, a un excellent effet calmant ;

- Les points du rein (énergie).

Contre l'anxiété, ce sont les points du méridien du poumon qu'il faut traiter. Ceux qui m'ont particulièrement aidée sont :

- Les points du méridien du poumon, particulièrement les points P9 TaiYuan et P10 Yuji.

Un autre truc que j'ai souvent utilisé est de masser ces points par la pression des doigts (acupression). Bien que moins intense que le traitement par les aiguilles, celui-ci permet quand même de stimuler un point aidant. Cette technique m'a été particulièrement utile dans les situations où j'avais des symptômes dérangeants pendant des réunions ou des soirées que je ne pouvais pas quitter. Je massais ces points sur les mains, sous la table, ce qui peut facilement être fait *en catimini,* partout ! Bien sûr, il est préférable de connaître, pour cela, quelques points d'acupuncture. Dans le cas contraire, vous n'avez qu'à parcourir votre main et vous trouverez certainement un point sensible, ce qui signifie qu'il est relié à un symptôme ou un problème qu'il faut traiter.

Évidemment, tout ceci n'est que le fruit de mon expérience personnelle et ne vaut aucunement un conseil professionnel. Une ou un spécialiste de l'acupuncture pourra vous aider à trouver la formule la meilleure pour vous.

Chapitre 6 : Le psy, un incontournable !

C'est fin 2011, lors de ma première crise d'anxiété inattendue, que mon médecin m'a prescrit de l'Ativan… et qu'il m'a donné une référence pour un psychologue ! À cette époque, outre le fait que ces crises me prenaient au dépourvu, je ne voyais pas l'utilité d'aller consulter. Elles ont toutefois continué de progresser au fil des mois, et lorsqu'en 2013 j'ai subi l'une d'elles en une superbe journée, sans aucune raison apparente, j'en ai eu assez. J'ai décidé de prendre rendez-vous avec lui. Ça été le début d'une longue et instructive aventure qui n'est pas encore tout à fait terminée aujourd'hui, en 2017, soit près de 4 ans après la première fois où je me suis assise sur son divan.

Je crois sincèrement que la psychothérapie est un incontournable pour les femmes vivant des problèmes hormonaux difficiles. Elle les aide à traverser cette période ardue qui les rend si vulnérables. Mais c'est un long processus, et on ne doit pas espérer des réponses et des résultats rapides. Voilà pourquoi il ne faut pas tolérer une situation pénible trop longtemps. Que l'approche utilisée soit la psychodynamique, celle humaniste ou la populaire thérapie comportementale ou cognitive (TCC), ou même une combinaison de celles-

ci, le psychologue saura l'adapter à ce qui convient à chaque sujet.
Il faut également s'attendre à pleurer, et à pleurer encore ! Existe-t-il une seule femme qui aime sangloter devant un médecin ou autre professionnel ? Non, certainement pas! On se croit toujours la seule à verser toutes ces larmes, mais dans le fond, cela fait partie du quotidien de ces thérapeutes, en particulier du psy, celui qui est là pour écouter et pour tendre les boîtes de mouchoirs…

Et il devient surtout notre plus grand confident. Il faut donc trouver le **bon** psychologue. Celui qui sera empathique, compatissant, et avec qui la chimie opérera, car rien ne peut ressortir d'une relation professionnelle avec quelqu'un d'antipathique ou en qui on n'a pas confiance.

La démarche de base que mon psychologue a exigée de moi lors de notre première rencontre a été de demander à mon médecin de famille un bilan sanguin complet, incluant particulièrement la thyroïde, afin d'écarter toute condition physique qui aurait pu causer mes symptômes, ce qui est logique. Chose que j'ai immédiatement faite, en réclamant à mon médecin un tel bilan. Les résultats étaient normaux, **mais je ne me doutais pas, à ce moment, qu'il avait omis de tester**

mes hormones sexuelles, ce que je découvris seulement près d'un an plus tard, à l'été 2014… Ce n'est qu'à ce moment que mes taux d'hormones ont été testés tel que je le mentionne au chapitre 14 …

Ses premières recommandations ont été de réduire le stress, de faire de l'activité physique, de la méditation et du yoga, et de lire le livre de David Servan-Schreiber intitulé *Guérir le stress, l'anxiété et la dépression sans médicaments ni psychanalyse*[xi], qui est à mon avis un ouvrage de base que tous devraient consulter.

C'est ainsi que, dans le processus de ma psychothérapie, il m'a fait part de certaines techniques plus scientifiques dont je vous fais part à mon tour.

Le *tapping* (TAP) : Technique efficace pour dissoudre les émotions négatives, elle consiste à tapoter ou à frotter doucement certains points spécifiques situés sur les méridiens. (Voir sur YouTube « EFT : Qu'est-ce que le tapping ? »)

Faire des ancrages : L'ancrage correspond à la difficulté de se défaire d'une première impression. Il s'agit également d'une technique utilisée en programmation neurolinguistique. Elle consiste à créer une association entre une émotion et une stimulation extérieure. On parle par exemple d'ancrage lorsqu'on se remémore de bons moments au son d'une chanson. Ce phénomène est intéressant dans la mesure où il permet de convertir une habitude en réflexe grâce à un stimulus.

Pleine conscience : C'est une technique de relaxation ou de méditation qui permet de prendre conscience du moment présent. Celle que j'ai utilisée est la technique de relaxation qui fait un « body scan », l'idée étant de se concentrer sur une partie de son corps à la fois. Encore une fois, vous trouverez de nombreuses vidéos sur YouTube sur le sujet et aussi des applications à télécharger sur votre téléphone intelligent pour pouvoir mettre la technique en pratique.

En plus de toutes ses connaissances et de son soutien inconditionnel, mon psychologue m'a donné d'innombrables conseils. Après toutes ces séances, je réalise que l'aspect psychologique peut souvent se traiter simplement en appliquant de petits trucs ! Voici donc quelques outils simples qui m'ont facilité la vie.

Les expirations. En cas de difficulté, prendre trois grandes expirations, ça relaxe !

Se faire plaisir chaque jour. C'est primordial : il faut prendre un peu de temps pour soi chaque jour et s'accorder du plaisir.

Respirer les couleurs. Il s'agit de s'imaginer respirer une couleur de notre choix que l'on associe à une situation de calme et de bien-être puis d'expirer une autre couleur qui représente les difficultés.

Le ressenti. Le ressenti intérieur, cette petite sensation en soi qui aide à se sentir mieux, est une chose que j'ai appris à expérimenter. Elle n'est pas facile à explorer, mais avec la pratique, on réussit à déceler le sentiment de bien-être dans les moments difficiles.

Les mots, les rêves. Se répéter des mots comme : « je suis », « être », « je laisse aller », en les accompagnant de respirations, contribue à un mieux-être, tout comme rêver à de belles choses ou laisser courir son imagination à des choses aidantes pour soi.

L'hypnose. L'hypnose fait peur… Pas question pour une personne *control freak* de se laisser aller aux instructions d'une tierce partie ! Eh bien, sachez que ce n'est pas nécessairement cela. Je ferai vivre l'expérience d'un tel fichier à celles qui deviendront membres du site web soshormones.fr lié à ce livre.

Bien sûr, j'ai eu de la chance, car j'ai pu me permettre financièrement toutes ces séances. En effet, la plupart des psychologues qui sont accessibles œuvrent dans le secteur privé. Je suis consciente que ce n'est pas le cas de toutes, mais chacune peut certainement défrayer quelques consultations qui lui seront utiles, lesquelles sont remboursées (du moins en partie) par une assurance, si vous en avez, ou donnent possiblement droit à un crédit d'impôt. **Un petit truc financier :** si vous pouvez condenser les rencontres dans une même année fiscale, cela vous aidera pour le crédit d'impôt. Et parfois, une dépense plus importante sur le coup ne coûtera en définitive peut-être pas tellement plus cher qu'un plus petit déboursé, si on tient compte de ces crédits !

Il faut voir cela comme un investissement « en capital » sur soi, et non comme une dépense, et comme femme d'affaires, c'est ce que j'ai vite compris ! N'y a-t-il pas meilleur placement que de prendre soin de vous et de votre santé ? Pour ma part, ça été indispensable, dans toute cette aventure hormonale, car mon psychologue est devenu en quelque sorte le « chef d'orchestre » de tous mes états d'âme, symptômes, recherches, et les situations que je vivais, les visites chez les médecins ; finalement de tout !

Ces consultations m'ont particulièrement aidée dans toute la détresse qui m'a habitée pendant ces années, alors qu'il m'est si souvent arrivé d'avoir l'impression d'être « dépossédée », de « perdre la tête », de « devenir folle » ou de « perdre le contrôle ». À vivre autant de détresse psychologique, j'en suis venue à comprendre les personnes qui décident de commettre l'irréparable, de s'enlever la vie, même si, je vous rassure, cela ne m'est jamais passé par l'esprit, en aucun cas. Mais certaines femmes y pensent. D'autres réussissent…

Ma psychothérapie m'a permis de grandir dans les difficultés et de mieux me connaître, ce qui contribue à tous les soins dont je peux dorénavant tirer parti. Le mot d'ordre, selon moi, est donc de ne pas hésiter et de consulter.

Chapitre 7 : La dépression

C'est le DSM-IV, le manuel de référence pour le diagnostic des troubles mentaux, qui énonce les critères d'identification de la dépression majeure. Un des plus importants pour un tel diagnostic est l'élimination d'une cause qui soit potentiellement d'origine physique. Cela est souvent le cas pour les problèmes de thyroïde (hypothyroïdie), lesquels présentent les mêmes symptômes que la dépression. C'est la raison pour laquelle un bilan sanguin doit d'abord être fait. Une telle personne souffrant de problèmes de thyroïde doit être traitée avec des hormones thyroïdiennes, et non avec des antidépresseurs. Le réflexe de tout professionnel de la santé devrait être le même relativement aux hormones avec les femmes qui présentent des symptômes de dépression, mais malheureusement, ce n'est pas toujours le cas. **C'est-à-dire qu'il faudrait un bilan thyroïdien, mais aussi un bilan hormonal. Et encore faut-il que ces bilans puissent d'abord être réalisés ou interprétés correctement pour découvrir le déficit hormonal, ce qui n'a pas été mon cas, comme je le mentionne aux chapitres 6 et 14.**

La fréquence de survenue de l'anxiété et de la dépression augmente à la préménopause et la ménopause. Selon D^re^ Demers[xii], un déficit en hormones sexuelles est souvent impliqué, soit comme facteur causal ou comme facteur précipitant (stresseur). Mon opinion personnelle est que le déficit hormonal que vit une femme en période de préménopause la rend plus vulnérable aux éléments stresseurs du quotidien, ce qui peut la mener à la dépression. Je ne dis pas qu'il n'y a pas d'autres facteurs pouvant entraîner celle-ci, mais je crois qu'une femme convenablement traitée d'un point de vue hormonal pourrait contrer cette affection ou même carrément l'éviter, car elle serait beaucoup mieux outillée pour faire face aux situations stressantes.

Selon Dre Demers[xiii], la progestérone peut jouer un rôle ici, surtout dans le cas d'un déficit prolongé de cette hormone. Elle mentionne que des chercheurs ont observé que les personnes souffrant de dépression ont tendance à voir leurs taux plasmatiques abaissés d'allopregnanolone (métaboliste actif de la progestérone), suggérant un rôle de la progestérone dans cette pathologie. Aussi, une étude de la Harvard Study of Moods and Cycle a établi que le risque de dépression majeure est augmenté chez les femmes qui ont eu leurs premières menstruations avant l'âge de 11 ans ou qui, du moins pendant les cinq premières années de leurs menstruations, ont eu des cycles irréguliers ou des menstruations abondantes. Elle précise que, selon son expérience en tant que clinicienne, et selon plusieurs évidences scientifiques, la présence de menstruations abondantes, peu importe l'âge, est souvent causée par un déficit relatif en progestérone. Ce déficit est d'ailleurs typique de la préménopause. Quant aux cycles irréguliers, ils peuvent être causés par le déficit en progestérone avec ou sans déficit en estradiol. Toutes ces observations proposent que ces deux hormones jouent des rôles importants dans la prévention de la dépression. **Il est connu qu'un déficit en sérotonine est impliqué dans la dépression, et que les hormones féminines jouent un rôle important dans la régulation de la synthèse de la sérotonine. Les femmes doivent savoir que leurs hormones féminines constituent en quelque sorte leurs antidépresseurs naturels.**

En ce qui me concerne, mes règles, dès qu'elles ont commencé, étaient irrégulières et très abondantes. À l'époque, les médecins m'avaient traitée avec du Provera, qui est de la progestine (progestérone). Et à l'âge adulte, j'ai toujours eu des règles irrégulières et des SPM importants, ce qui pouvait être le signe d'un manque de progestérone. J'étais donc probablement prédisposée à vivre une préménopause plus difficile qu'une autre femme, ainsi que la dépression.

Certains produits naturels peuvent aider à contrer les effets de la dépression. Lorsque j'ai pris le premier comprimé d'antidépresseur, j'ai senti un tel mal-être que j'ai tout cessé immédiatement. Le conseil de mon pharmacien a été de continuer, car mes symptômes étaient probablement dus à mon taux de sérotonine trop bas, ce qui pouvait expliquer mon malaise. En usagère plus ou moins portée sur la médication, je me suis plutôt tournée vers les produits naturels, en l'occurrence le 5-HTP. Il s'agit d'une substance qui n'a pas encore fait ses preuves pour le traitement de la dépression et dont l'usage est controversé, et même déconseillé semble-t-il, mais qui pourrait aider dans certaines situations.

Le 5-HTP est extrait d'une plante africaine du Ghana et de la Côte d'Ivoire, la *Griffonia simplicifolia*. Une fois absorbé, il se transforme dans le cerveau en sérotonine, un neurotransmetteur qui remplit un rôle essentiel dans la régulation de l'humeur, de l'anxiété, de l'appétit et du sommeil. En augmentant la sérotonine, ce produit pourrait donc remplacer les antidépresseurs de la famille des inhibiteurs du recaptage de la sérotonine (ou IRS), les plus connus étant le Prozac et le Paxil. Cependant, les études ne permettraient pas de conclure de manière définitive que le 5-HTP est aussi efficace que les antidépresseurs. J'en ai donc pris pendant un moment, mais, puisque mon état ne s'améliorait pas, j'ai dû me résigner à reprendre les antidépresseurs.

On m'a aussi recommandé de l'oméga 3, qui régularise les troubles de l'humeur, mais attention : il y a plusieurs combinés et concentrés d'oméga 3, et pour que ce soit efficace dans le traitement de la dépression, il faut une concentration de 400 DHA et 800 EPA, à jumeler avec des antioxydants, comme par exemple des noix du Brésil.

Également, côté science, l'étude du microbiote est en plein développement. Il s'agit du cerveau intestinal, et on remarque que s'il est maintenu en bonne santé, notamment grâce aux probiotiques, plusieurs problèmes de santé, dont la dépression, pourraient être éliminés. « Probiotiques : bactéries miracles ?[xiv] » est un article intéressant de la revue *Coup de pouce* qui en fait état. À lire !
Les symptômes de la dépression sont sournois. Ils s'installent graduellement, sur une certaine période, et on a tendance à les soigner un à un sans garder une vue d'ensemble du vrai problème. Dans mon cas, le premier symptôme a été l'anxiété; il fut suivi de l'insomnie, de la fatigue et du manque de concentration. Lorsque je reviens en arrière, je peux voir que je m'en allais tout droit vers la dépression. Mais on ne perçoit rien, ou

plutôt, on ne veut pas y croire… Alors, un beau jour de printemps, je revenais d'une semaine de vacances dans les Caraïbes, je suis rentrée au travail, comme à l'habitude, et je n'ai même pas tenu une heure. J'étais incapable de me concentrer, j'avais ce sentiment de mal-être et de grands maux de cœur, le tout assorti d'intenses crises d'anxiété et de panique. Bref, j'étais complètement épuisée. Aujourd'hui, je crois bien que je verrais venir de loin les signes et les symptômes de la dépression s'ils se pointaient à nouveau dans ma vie.

Durant le traitement, il est crucial de ne pas passer ses journées à « végéter ». Il vaut mieux accomplir de petites choses, même les plus simples. Pendant cette période, mon énergie était limitée. J'arrivais à me laver, à faire le marché (lorsque j'en étais capable), à visiter mon psychologue une fois par semaine et peut-être à cuisiner un repas par jour. Finalement, j'étais devenue une lavette ! Le bruit me dérangeait beaucoup, et c'est encore le cas à l'occasion, surtout lors de conversations intenses ou de soirées bruyantes et animées. Et je ne pouvais pratiquement plus rien gérer, tout était devenu lourd, alors que, de surcroît, j'avais une entreprise sur les bras dont je devais m'occuper. J'en suis venue à avoir des troubles du langage et des problèmes de coordination et à expérimenter des engourdissements au bout des doigts et de la langue, ce qui m'a amenée, dans toute cette mésaventure, à consulter un neurologue. Il est inouï de constater comment le corps peut fonctionner à merveille lorsque tout va bien et, à l'opposé, être complètement « exténué », au point d'avoir à peine l'énergie d'accomplir les tâches pour sa survie. Je ne croyais pas que cela fût possible !

Mon médecin de famille m'a également conseillé de faire de l'exercice tous les jours, de bien m'alimenter et de veiller à conserver une certaine routine. Tout cela est extrêmement important pour reprendre son énergie. Et il est essentiel de se faire plaisir chaque jour. Le plaisir aide à la production de la sérotonine, et c'est précisément ce qu'on perd lors d'une dépression, qui est, en réalité, une perte de plaisir.

Mais j'ai découvert que les antidépresseurs ont aussi une certaine place dans le traitement des troubles hormonaux. Moi qui voulais cesser leur utilisation aussitôt que j'en serais capable, j'ai tenté de diminuer la dose de moitié pendant quelques mois en 2015, mais j'ai dû me résigner à reprendre la dose initiale aux fins du traitement de mes difficultés hormonales. Puisqu'ils agissent sur les neurotransmetteurs, ils « coupent » pour ainsi dire les différents symptômes que l'on peut ressentir lors des SPM, en période de préménopause et de ménopause. Cette façon de faire est celle retenue particulièrement par les psychiatres et les médecins qui n'affectionnent pas l'hormonothérapie. J'ai appris plus tard, lors de mes consultations avec mon psychiatre, et comme je le mentionne au chapitre 19, que chaque antidépresseur a un rôle particulier. Par exemple, le Zoloft agit différemment du Paxil ou du Pristiq, ce dernier traitant surtout l'anxiété et les bouffées de chaleur. Il faut donc non seulement consommer les antidépresseurs dans le traitement des troubles hormonaux lorsque cela est nécessaire, mais aussi recevoir les **bons**, et on y arrive la plupart du temps par essais-erreurs.

Chapitre 8 : Le stress et le « mammouth »

Comment chasser le mammouth sans y laisser sa peau ? C'était le titre du numéro de l'automne 2016 du *Mammouth magazine*, le périodique officiel du Centre d'études sur le stress humain[xv] de Montréal. Le stress, au début de l'humanité, servait à répondre à une menace et à chasser le mammouth… On le sait, le stress est néfaste, et sa prévalence n'a cessé de croître au cours des dernières décennies.

Il serait un grand perturbateur du système endocrinien parce qu'il augmente le taux de cortisol produit par les surrénales, et ce dernier a de nombreuses interactions avec les autres hormones stéroïdes. Certes, il en faut un minimum pour fonctionner, mais un excès de stress ou un stress prolongé augmente le niveau de cortisol, ce qui peut causer des dommages à certains systèmes du corps humain, dont la peau, les muscles, les os, le taux de glucose, le système nerveux et le système immunitaire, comme je l'ai mentionné au chapitre 2. Cela peut aussi provoquer un gain de poids, des troubles de la mémoire, la dépression, la perte de masse osseuse, une augmentation du taux de glucose pouvant mener au diabète, et des infections à répétition.

Une santé optimale dépend de l'équilibre entre les hormones, soit l'œstrogène, la testostérone, la DHEA, la progestérone, l'insuline et les hormones de la thyroïde.

Tel qu'on l'explique sur le site Santé des femmes[xvi], **le stress est l'ennemi numéro 1 du système hormonal.** « Lorsqu'une femme très stressée produit beaucoup de cortisol, [celui-ci] peut éventuellement bloquer l'action de la progestérone. Ce phénomène s'appelle la "déficience fonctionnelle". La progestérone est présente, mais incapable d'apporter son message aux tissus. Un apport en progestérone aidera alors à surmonter cette situation et à éviter de se retrouver dans un état d'anxiété, d'angoisse, ou de burnout dont il peut être très difficile de se sortir. C'est pourquoi les femmes qui subissent beaucoup de stress auront tout avantage à recourir à un supplément de progestérone ».

Toujours sur ce site web, on mentionne que : « la DHEA est une hormone produite par les glandes surrénales et qui constitue la matière première à partir de laquelle le corps peut fabriquer des androgènes [...] et les œstrogènes, en particulier après la ménopause lorsque la DHEA devient la clé du système de rechange sur lequel les femmes doivent se fier pour la production d'abord des androgènes, lesquels se transforment ensuite en œstrogènes. L'épuisement des surrénales à cause d'un niveau chroniquement élevé de cortisol aura pour conséquence de faire baisser la production de DHEA. Quand on fait analyser les niveaux d'hormones, il est important d'inclure le cortisol et le DHEA [...] pour obtenir un tableau complet ».

Pour ma part, j'ai été soumise à du stress pendant de nombreuses années où je me lançais en affaires, et par la suite, en raison de la croissance et de la gestion de l'entreprise. Par surcroît, je suis de nature stressée et anxieuse, et j'ai vécu pendant cette période une situation particulière au travail, ce qui a probablement contribué, à un certain point, à l'aggravation de mes symptômes prémenstruels et à la préménopause précoce. Il est donc **essentiel et primordial de diminuer le stress**, ce que je m'efforce encore et toujours de faire dans mon quotidien. Mais comment ? Les meilleurs trucs et outils que j'ai pu trouver se retrouvent dans le *Mammouth magazine* précité ici. Je les reproduis ci-après :

« CINÉ ». Tout d'abord, il est mentionné dans ce texte qu'il existe quatre caractéristiques démontrées par les recherches scientifiques qui mènent à une production élevée d'hormones de stress. Chaque fois que vous faites face à une situation qui comporte l'une ou l'autre de celles-ci, vous produisez une réponse physiologique de stress. La « recette du stress » développée par le Centre d'études sur le stress humain peut être mémorisée en se disant :

Le stress, c'est du **« CINÉ »** !

- Le **« C »** correspond à une situation dans laquelle nous n'avons pas le contrôle (contrôle faible);
- Le **« I »**, pour une situation imprévisible (imprévisibilité);
- Le **« N »**, pour situation nouvelle (nouveauté);
- Le **« É »** correspond à notre ego, qui se sent menacé (ego menacé).

L'idée est de « découper » la situation stressante en « CINÉ » pour ainsi diminuer notre réponse au stress. Pour ce faire, nous pouvons nous demander pourquoi cette situation nous stresse. Est-elle hors de contrôle, imprévisible, nouvelle ou menaçante ? Ceci nous permet d'identifier le stresseur. Ensuite, nous pouvons « reconstruire » le stresseur en élaborant des plans A, B, C ou D pour faire face à la situation. Le seul fait de ramener à l'esprit ces plans de rechange fait en sorte que le cerveau du sujet ne détecte plus la situation comme une menace; il produit alors moins de stress, et cela, même si les plans ne sont pas mis en action ! **On en conclut dans ce texte que l'inverse du stress n'est pas la relaxation, mais la résilience.** Ce n'est pas parce qu'on va au spa que la situation stressante va disparaître. Évidemment, les techniques de relaxation peuvent aider, mais il demeure qu'il faut régler le problème de fond... En d'autres mots, la bête est toujours présente !

Le yoga, taï-chi et qi gong. Dans ce texte, on se questionne à savoir si ces méthodes peuvent vraiment diminuer le stress et si elles sont efficaces. Le résultat est plutôt mitigé, c'est-à-dire que bien que des études démontrent que le yoga, par exemple, induirait une baisse moyenne de 39 % des symptômes du stress, d'autres n'ont observé aucun changement des niveaux d'hormones de stress à la suite d'un programme de yoga. La pratique de cette technique pourrait même être stressante pour certains. J'en retire que ces méthodes peuvent bel et bien être intéressantes pour certaines personnes, mais se révéler inefficaces pour d'autres. Pour ma part, j'ai pratiqué le yoga lorsque j'en ressentais le besoin, dans les périodes difficiles, et cela m'a beaucoup aidée. J'ai réussi à faire diminuer le stress et l'anxiété de façon importante lors de ces séances de relaxation, ce que je n'aurais pas réussi à faire autrement.

Je vous propose des types de yoga particulièrement intéressants plus loin dans ce livre.

La musique. J'ai découvert dans ce même texte que la science a démontré que la raison première qui nous pousse, de façon consciente ou non, à écouter de la musique est que celle-ci nous permet de moduler nos états d'âme. Plusieurs études ont mesuré si la musique permettait de moduler les taux d'hormones de stress dans le sang. Bien que ce ne soit ni noir ni blanc, il semblerait que la musique dite « relaxante » soit plus efficace pour diminuer le stress que d'autres types de musique, par exemple, de type techno, rock et heavy métal. Une musique relaxante est définie par la littérature comme ayant un tempo lent et stable, un volume bas, une absence de rythme accentué ou percutant, un timbre doux, une progression des harmonies et des accords simples. Il a été démontré que d'écouter ce type de musique permet d'augmenter la vitesse à laquelle les hormones de stress se dissipent dans la circulation sanguine à la suite de l'apparition d'un stresseur. Un autre facteur serait déterminant dans le bien-être qu'apporte la musique : il semblerait que les différences de personnalité (préférences musicales) soient déterminantes dans la modulation du stress par la musique. Ainsi, pour qu'elle réduise notre stress, il faudrait que nous l'ayons choisie selon nos préférences musicales. Personnellement, je suis fanatique de musique, surtout du genre plutôt pop des dernières décennies, et elle est omniprésente dans ma vie. Je ne peux pas vivre sans elle ! Mais il peut arriver des journées où j'ai plutôt le goût d'écouter un autre genre de musique qui peut me permettre de relaxer. Sachez qu'il existe des morceaux de musique (que vous pouvez trouver sur YouTube) qui ont été spécialement conçus en fonction des neurosciences, alors c'est une expérience que vous pouvez faire !

Rire. Lorsque nous rions, nous sécrétons des hormones qui agissent pour diminuer les hormones de stress. Cela signifie que toutes les occasions sont bonnes pour rire avec un collègue, regarder une vidéo drôle ou aller voir un spectacle d'humour.

Respirer. La respiration abdominale agit comme un frein sur le système de stress. Ce sont les mouvements du diaphragme accompagnant la respiration qui sont responsables de l'arrêt de la réponse du stress. On mentionne également que le fait de chanter a les mêmes vertus. Personnellement, j'ai suivi des cours de chant pendant plusieurs années et je remarquais que je bâillais et me décontractais assez rapidement après quelques minutes, preuve que cela diminuait mon stress.

Câliner un animal. Des études scientifiques ont démontré que caresser un chien permettait de réduire notre rythme cardiaque ainsi que nos hormones de stress. Les effets de la zoothérapie est bien reconnue contre le stress !

Faire preuve de bonté. Selon une étude d'un chercheur de Harvard, il semblerait que faire preuve de bonté ou observer quelqu'un effectuer un acte de bonté s'avèrerait déstressant. Donc, poser une bonne action ou rendre service nous aiderait à déstresser.

Partager. Le soutien social serait l'une des armes les plus puissantes pour diminuer notre réponse au stress. Partager notre stress nous force à le voir sous un autre angle et à y trouver de nouvelles solutions. Des chercheurs ont démontré que les individus jouissant d'un grand réseau social et bénéficiant d'un soutien réel sont moins stressés que les autres.

Bouger. L'activation du système de stress aboutit à une mobilisation d'énergie qui doit être dépensée afin que le corps s'en départisse. Il faut bouger ou faire du sport. Personnellement, la prise de la pilule contraceptive qui m'a été prescrite plus tard a causé pendant un certain temps une activation de mon système, ce qui me procurait un « trop-plein » d'énergie. Ma solution dans ces journées était de bouger, ne serait-ce que de cuisiner, de faire du ménage, du sport, bref tout ce qui pouvait m'amener à une dépense énergétique suffisante pour diminuer cet excédent.

Se divertir. Distraire son cerveau permet de diminuer la réponse au stress. Pour ce faire, un moyen efficace est la visualisation. Il s'agit de visualiser des personnes, des événements ou des choses agréables, ou bien des moments en famille, des souvenirs de vacances ou même votre nourriture préférée ! En outre, on suggère dans le texte de créer un album de photos en ligne de vos moments les plus agréables que vous pouvez regarder au bureau, pendant vos pauses. On propose aussi de déjeuner en jouant à des jeux.

Chapitre 9 : La difficile perte de cheveux

Un autre des symptômes que j'ai eu à vivre après le début de mon anxiété, en 2013, est une importante perte de cheveux. À l'opposé, cette perte m'a d'ailleurs causé bien de l'anxiété et pendant un bon bout de temps. Imaginez, j'ai de longs cheveux brun-noir à la Catherine Zeta-Jones, et la pire chose qui pourrait m'arriver serait de les perdre…Dans la douche, je pouvais voir tomber des couettes entières, j'en retrouvais plusieurs sur ma brosse, mes vêtements, plusieurs tombaient avec le séchoir et même partout dans toutes les pièces… Et c'était encore pire lorsqu'ils étaient attachés en queue de cheval; tant de cheveux tombaient lorsque je la défaisais. Avec un couple d'amis que nous avons connu, mon conjoint et moi, à cette époque, nous nous souvenons tous combien de cheveux j'avais perdus sur leur bateau ! C'est un des symptômes dont j'ai beaucoup parlé à mon médecin de famille, qui faisait un lien direct avec le stress. Évidemment, j'en vivais, mais comme je subissais certains autres symptômes que j'associais toujours au cycle hormonal, je revenais avec mon éternelle question, et j'obtenais toujours la même réponse : j'étais trop jeune pour être en ménopause. Ma situation n'était due qu'au stress ! À ce moment-là, je n'avais pas encore compris que je devais me faire **ma propre enquête, me renseigner**

moi-même, et ne jamais me reposer entièrement sur la médecine traditionnelle ni sur un seul diagnostic…

En 2014, sur recommandation d'une amie qui est infirmière — laquelle m'a d'ailleurs beaucoup aidée tout au long de ces années —, je me suis tout d'abord procuré les produits capillaires en vente libre de marque Nioxin pour la chute de cheveux, ainsi qu'une brosse spéciale qui les peigne en douceur sans les tirer. Cela a fonctionné un moment, mais un peu plus tard, je continuais à les perdre. Je me suis donc renseignée et on m'a conseillé de prendre du Minoxidil 2 %, un produit topique, en gouttes, à étendre sur le cuir chevelu matin et soir, que je me suis procuré aux États-Unis, car il n'était pas offert en vente libre au Canada (il l'est cependant sur ordonnance sous le nom de Rogaine). J'étais chanceuse, je pouvais l'utiliser, car si la perte de cheveux est déjà trop abondante (par plaques), le produit ne fonctionne pas (attention : il a des effets secondaires et des contre-indications). L'idéal est de combiner le Minoxidil avec de la biotine, que l'on retrouve, entre autres, avec d'autres nutriments, dans les comprimés naturels de Nutricap ou autres formules naturelles. Après quelques mois d'utilisation, j'ai eu de très bons résultats, de sorte que j'ai cessé de perdre mes cheveux. Le seul hic avec ce produit est qu'il faut

l'utiliser de façon continue, sinon la perte recommence et est généralement pire…
Et c'est ce qui est arrivé, car à un certain moment, après deux ans d'utilisation, j'ai dû faire une pause, faute de provisions. La perte de cheveux est devenue très importante et a duré plusieurs mois, ce qui m'a fait vivre beaucoup d'anxiété. J'étais prête à me rendre à une clinique spécialisée où l'on offre des traitements au laser ou j'envisageais même la greffe. Bref, j'étais prête à investir des sommes importantes pour ne pas perdre ma crinière…

Ma coiffeuse m'avait parlé d'une consœur qui traitait les problèmes capillaires. C'était une tricologiste. « Une quoi ? » me direz-vous. C'est une spécialiste des soins du cuir chevelu. À la première rencontre, cette dame d'expérience m'a dit : « Ma belle, tes problèmes sont finis ! » Et elle m'a expliqué que le problème numéro 1 des femmes, à un certain âge, est l'excès de sébum. Oui, de la séborrhée (du gras) qui s'accumule sur le cuir chevelu et qui emprisonne les cheveux, ce qui les empêche de sortir du crâne et donc de pousser. Je pouvais facilement le voir sur la caméra qu'elle passait sur ma tête. Qui plus est, ce sébum augmente chez les personnes qui ont le cuir chevelu gras, qui sont stressées, qui vivent un débalancement hormonal et qui exercent un travail intellectuel intense, choses qui s'appliquaient toutes à moi.

L'explication scientifique que j'ai trouvée sur le site Santé des femmes[xvii] est celle-ci : l'alopécie androgénique féminine est déclenchée par un débalancement hormonal, soit la testostérone qui devient trop importante. Cela produit de la DHT (dihydrotestostérone), résultante de la transformation de la testostérone par l'enzyme 5-alpha-réductase, qui interagit avec les récepteurs membranaires des cellules des follicules pileux du cuir chevelu et perturbe le processus de croissance. Et il y aurait une corrélation entre l'excès de sébum et la perte de cheveux. Cet excès serait dû à une condition inflammatoire systémique et à un enflement des glandes sébacées. L'inflammation excessive des glandes sébacées déclencherait un cercle vicieux en produisant une élévation du niveau 5-alpha-réductase qui bouche les pores, ce qui, à son tour, augmente le processus inflammatoire. Bref, il faut nettoyer en profondeur et bien entretenir son cuir chevelu pour inhiber l'excès de sébum dans cette situation et le tour est joué ! Toujours selon ce site internet[xviii], on y mentionne que la progestérone bio-identique a la vertu d'inhiber la 5-alpha-réductase et serait même plus efficace que le Proscar et le Propecia, deux médications sur ordonnance qui ont cette qualité, mais qui produisent des effets secondaires, et qui sont conçues pour les hommes. Certains nutriments comme la curcumine, l'extrait de ginkgo biloba, l'extrait de thé vert, l'huile de poisson, l'huile de bourrache ou d'onagre peuvent aussi modérer la production de messagers moléculaires qui agissent sur les différents processus inflammatoires.

Pour revenir à mes traitements, ma tricologiste m'a fait un premier nettoyage en profondeur. J'ai instantanément cessé de perdre mes cheveux ! J'ai pu également arrêter sur-le-champ l'utilisation du Minoxidil, que je venais tout juste de recommencer. J'ai choisi l'emploi à la maison des shampooings, revitalisants et lotions qu'elle m'a recommandés et qui étaient adaptés pour moi, soit ceux de marque Térapo Médik, 100 % naturels. Il y a également le nouveau supplément vitaminique Trichol, de la même marque, une formule riche en acides aminés, en vitamine B6 ainsi qu'en biotine, qui aide à maintenir l'équilibre du bulbe capillaire et à nourrir le cuir chevelu. Je revois ma tricologiste tous les trois mois environ. Elle me fait un soin de nettoyage, et avec un bon entretien de mon cuir chevelu, j'ai maintenant de beaux cheveux longs, plus épais et en santé, et je n'en perds pas plus que 100 par jour, ce qui est la norme !

Chapitre 10 : L'acné hormonale

L'acné m'a épargnée pendant l'adolescence et jusqu'au début de ma vie de jeune femme, alors je ne me doutais pas que je pouvais souffrir d'acné adulte, pratiquement réservée aux femmes.

J'ai finalement eu à composer avec une peau imparfaite et des comédons pendant la majeure partie de ma vie de femme, surtout dans la trentaine. Je me procurais pourtant des cosmétiques et soins de la peau de grande qualité et je me rendais régulièrement chez mon esthéticienne pour des soins. Qu'à cela ne tienne, les boutons revenaient toujours au galop !

Sans le savoir, je subissais les contrecoups des fluctuations hormonales qui provoquaient l'acné adulte. Et je le découvris seulement lors de mes recherches exhaustives sur le sujet de la préménopause et toute la question hormonale.

Sachant cela, j'ai pu mieux comprendre ce qu'il en était et commencer à me traiter pour ce type d'affection.
Les articles que j'ai pu lire sur le sujet mentionnent à peu près tous que l'acné adulte touche les femmes et ont souvent pour explication les variations hormonales et/ou l'excès de sébum. Vous vous souvenez de l'excès

de sébum qui était la cause de ma perte de cheveux racontée au chapitre précédent ! Bien sûr, il peut y avoir d'autres raisons à cette affection, comme l'abus de cosmétiques, des produits de mauvaise qualité ou le soleil.

Comment savoir si nous sommes touchées par ce type d'acné ? Premièrement, l'apparition des comédons est cyclique, soit à intervalles réguliers. Dans mon cas, c'était toujours dans les semaines précédant les règles. Les comédons sont situés le long des maxillaires ou du menton, et non pas sur le front ou le nez. Finalement, ils résistent aux plus grands traitements et se manifestent par l'apparition de pustules, nodules et kystes qui peuvent laisser de vilaines cicatrices. Et c'est exactement ce que je vivais. Les solutions ? Je crois qu'il faut d'abord prioritairement régler la question hormonale, soit en choisissant un supplément selon le traitement qui nous convient. Pour ma part, lorsque j'ai commencé la prise de la pilule contraceptive, comme je l'explique plus loin, au chapitre 19, mon acné a beaucoup diminué et ma peau est devenue plus lisse. Certaines pilules peuvent freiner la production de sébum, comme la Diane-35 (toutefois très controversée et faisant l'objet d'un interdit d'ordonnances dans certains pays), qui vient particulièrement au secours de l'acné. De plus, il faut avoir une bonne hygiène de base de la peau qui ne soit pas trop grasse, soit : nettoyant, exfoliant et hydratant. Un masque à l'acide de fruits m'a été grandement utile pour contrôler les comédons et accélérer la guérison.

J'ai aussi ajouté à ma routine un masque à l'argile verte une fois par semaine. L'argile verte a les vertus de contrôler le sébum et d'aider à la cicatrisation. Ce produit fait des miracles et il est peu dispendieux ; un tube d'argile verte préparée de marque Cattier vous durera au moins 6 mois et ne vous coûtera pas plus qu'une vingtaine de dollars.

Parallèlement, j'ai lu qu'une carence en zinc pouvait expliquer la mauvaise cicatrisation laissée par ces indésirables comédons.

Si les poussées de pustules s'accompagnent d'une perte de cheveux, d'un excès de pilosité ou d'une prise de poids, il pourrait s'agir d'un dérèglement hormonal causé par un surplus d'hormones masculines appelées « androgènes ». Je sais qu'un dermatologue peut prescrire une certaine médication (que je ne connais pas) qui peut réduire cet excès et balancer les hormones pour avoir une meilleure peau.

J'ai finalement dû ajouter à mes soins divers des traitements à la lumière pulsée, que j'ai toujours actuellement et qui aident à effacer les marques apparues au fil des années sur ma peau.

Chapitre 11 : Le déséquilibre hormonal

Vous souffrez de plusieurs symptômes inexplicables alors que votre état de santé général est bon ? Il se peut que vous fassiez tout simplement l'objet d'un déséquilibre hormonal.

Voici les 7 signes d'un déséquilibre hormonal tirés du site maplante.com[xix] :

1. Fatigue constante

L'un des symptômes les plus importants serait la fatigue constante, peu importe la durée de la nuit. Un niveau d'énergie qui demeure bas est un indice que les taux d'hormones sont déséquilibrés.

2. Sueurs nocturnes

Ces sueurs seraient indicatives d'un déséquilibre hormonal.

3. Problèmes de peau

L'acné qui réapparaît après la période d'adolescence indique fort probablement un déséquilibre hormonal.

4. Problèmes de cheveux

L'amincissement des cheveux ou l'apparition de poils à des endroits indésirables sont d'autres signes que les hormones sont en possible déséquilibre.

5. Cycle hormonal imprévisible

Un cycle hormonal régulier et prévisible est un signe d'hormones équilibrées. Lorsque ce n'est pas le cas, celles-ci sont fort probablement déséquilibrées.

6. Problèmes émotionnels

Des troubles émotionnels inexpliqués peuvent être un autre signe de troubles hormonaux. Nous savons toutes que les sautes d'humeur sont directement reliées avec les hormones !

7. Problèmes métaboliques

Un gain de poids inexpliqué ou une incapacité à perdre du poids pourraient fort probablement être dus à un déséquilibre hormonal.

D'autres symptômes possibles sont la perte osseuse, la diminution de la fertilité ou de la masse musculaire, la sécheresse vaginale, l'incontinence ou des envies soudaines, les troubles de la mémoire, les troubles du sommeil et la nervosité.

Un autre malaise important, en l'occurrence les maux de tête et les migraines, serait associé à l'œstrogène. Puisque cette hormone contrôle les neurotransmetteurs au cerveau permettant de produire ou soulager la douleur, une diminution de celle-ci provoquerait des maux de tête.

Mon médecin spécialiste en ménopause me disait qu'il rencontre de plus en plus de femmes jeunes qui souffrent d'un déséquilibre et il n'est pas rare qu'elles soient dans la vingtaine.

Chapitre 12 : Le syndrome prémenstruel (SPM)

Ce ne sont pas toutes les femmes qui souffrent d'un syndrome prémenstruel. Certaines n'en ont pas du tout. Sur le site web sante.canoe.ca[xx], on mentionne que la cause du SPM ne serait pas encore connue, mais que celui-ci serait caractérisé par des changements dans les concentrations d'hormones spécifiques. Certaines études démontreraient que la sérotonine, une substance chimique présente dans le cerveau, et la sensibilité à la progestérone en seraient la cause. Chez d'autres femmes, ce serait l'œstrogène qui serait responsable, entre autres, de la rétention d'eau et du gain de poids dont elles sont victimes. Certains autres facteurs seraient reliés à l'apparition du SPM, comme un manque de certaines vitamines et certains minéraux, une alimentation riche en sel et la consommation d'alcool et de caféine. Le SPM peut également se manifester par une aggravation d'une condition ou affection existante. Par exemple, une femme souffrant d'allergies peut les voir apparaître pendant cette période.

Toujours selon le site web canoe.ca, les SPM se divisent en trois grandes catégories[xxi] :

1- Les changements physiques

- une aggravation des allergies;
- le ballonnement causé par la rétention d'eau;
- des bouffées de chaleur;
- la constipation ou la diarrhée;
- la difficulté à s'endormir;
- une douleur et une enflure des articulations;
- des étourdissements;
- une fatigue intense;
- un gain de poids passager;
- une hypersensibilité, une douleur et un gonflement mammaires;
- un manque d'énergie;
- des maux de dos;
- des maux de tête ou des migraines;
- des nausées et des vomissements;

- des perturbations de l'appétit (y compris des envies impérieuses de certains aliments, tel le chocolat);
- des problèmes cutanés comme de l'acné ou des démangeaisons;
- une sensation de lourdeur ou de pression dans la région pelvienne.

2- Les changements de l'humeur

- de l'agitation;
- de la colère;
- une dépression;
- un état de nervosité;
- de l'irritabilité;
- des sautes d'humeur;
- un sentiment de tristesse, de désespoir et d'abattement.

3- Les changements de l'état mental

- de la confusion;
- de la difficulté à se concentrer;
- des trous de mémoire ou des étourderies.

Il existe plusieurs produits naturels pour le traitement du SPM. Ceux utilisés le plus souvent sont le magnésium, le soya, les vitamines B6 et E, ainsi que le calcium. Sont également reconnus l'huile d'onagre, le millepertuis et l'agnus-castus. Pour certaines femmes, ces produits sont suffisants et les soulagent bien. Pour d'autres — comme moi —, cela n'a pas été le cas. Pendant de nombreuses années, mon médecin de famille me prescrivait du Naproxen, un médicament anti-inflammatoire pour soulager mes symptômes. Cela m'a aidée et a fonctionné plusieurs années, même si certains symptômes demeuraient.

La pilule contraceptive est également utilisée pour diminuer ou supprimer les SPM, ainsi que les antidépresseurs, ou encore une combinaison des deux, comme je l'explique au chapitre 19.

Pour les femmes souffrant de SPM, il y a de bonnes chances que ce syndrome s'aggrave dans la quarantaine ou à l'approche de la ménopause. **Et plus les**

symptômes sont importants, plus il y a de chances qu'ils s'accroissent durant cette période. Et c'est exactement ce qui m'est arrivé. Je ne me doutais cependant pas que je pouvais être affectée d'un trouble du SPM extrême…

Chapitre 13 : Le SPM extrême, ou trouble dysphorique prémenstruel (TDPM)

J'avais donc toujours souffert de forts SPM, comme je l'ai mentionné précédemment, particulièrement depuis la fin de la vingtaine. Ces symptômes se sont aggravés avec les années, au point où je faisais le décompte des journées où j'en serais affectée et gérais mon agenda en fonction de ceux-ci. Dans les deux semaines précédant les règles, j'avais également de la difficulté à me concentrer, j'étais sensible, irritable, je piquais des colères pour rien, j'étais surtout très fatiguée, j'avais parfois l'impression de perdre la tête, et je souffrais d'une panoplie d'autres symptômes ! Même pendant mon traitement avec antidépresseurs ou en période de repos, j'en suis venue à ne plus pouvoir fonctionner au quotidien pendant mes SPM. Pour vous donner un exemple, un soir à l'automne 2014, j'étais tellement épuisée que, même étendue dans mon lit dans l'obscurité, j'avais de la difficulté à parler et à répondre à mon conjoint, qui me demandait simplement ce qu'on mangeait pour le souper... J'étais devenue incapable d'accomplir les tâches du quotidien. Les choses, même les plus simples, étaient ardues, comme manipuler des objets, faire chauffer un repas, et une multitude d'autres ! Et j'ai dû tenter de fonctionner particulièrement pendant presque les quatre années qu'a duré cet épisode, avec le peu d'énergie que j'avais, jusqu'à ce que je sois traitée convenablement.

Ce que je ne savais pas, c'est qu'il existe un trouble nommé le trouble dysphorique prémenstruel (TDPM), ou SPM extrême, et qui est maintenant reconnu par le DSM-5, soit le manuel des psychiatres. Et puisque mes bilans sanguins démontraient des taux d'œstrogènes et de progestérone correspondant à ceux d'une femme en préménopause, **j'étais traitée pour cela, sans me douter que je pouvais également souffrir d'un trouble important relié aux SPM.**

Une maladie mentale, le SPM[xxii] ? Le sujet fait l'objet de controverses. Mais maladie mentale ou pas, l'apparition de ces symptômes, semblables à ceux de la dépression sur le plan émotionnel, **fait en sorte que les médecins prescrivent aussitôt des antidépresseurs aux femmes et, malheureusement, les catégorisent par un diagnostic qui n'est peut-être pas le bon. C'est ce qui m'est arrivé.**

Le trouble dysphorique prémenstruel touche entre 2 % et 5 % de la population féminine, généralement des femmes âgées de plus de 30 ans. Pour qu'un tel diagnostic soit établi, il faut qu'au moins 5 des 11 symptômes listés dans le DSM-5 se manifestent pendant la plupart des cycles de la dernière année. Ces symptômes, qui touchent surtout l'humeur et qui vont de l'irritabilité à l'anxiété, apparaissent généralement une semaine avant le début des règles et s'estompent lorsque celles-ci débutent. **Mais le critère le plus important est que ces symptômes causent une perturbation du fonctionnement au quotidien et un bouleversement de la vie des femmes, et ce, au moins une semaine par mois,** selon le Dr Richard Bergeron[xxiii]. Si vous êtes en mesure d'aller travailler ou de vous occuper de votre famille pendant cette période, ce n'est peut-être pas le TDPM qui vous affecte[xxiv].

Voici donc ces critères, que je reproduis ici :

A. Au cours de la plupart des cycles menstruels de l'année écoulée, 5 ou plus (sur 11) des symptômes suivants ont été présents dans la plupart du temps lors de la dernière semaine de la phase lutéale. Ils se sont améliorés au cours des premiers jours de la phase folliculaire et sont demeurés absents pendant la première semaine après les règles, avec au moins l'un des symptômes de 1., 2., 3., ou 4. qui suit :
   1. humeur dépressive marquée, sentiments de désespoir ou autodépréciation (idées de dévalorisation);

2. anxiété marquée, tensions, impression d'être nouée, tendue, nerveuse;
3. variabilité et instabilité émotionnelle marquée (labilité émotionnelle), par exemple brusque sentiment de tristesse, envie de pleurer, hypersensibilité au rejet;
4. colère ou irritabilité marquée et persistante ou augmentation des conflits interpersonnels;
5. diminution de l'intérêt pour les activités habituelles (travail, école, amis, loisirs);
6. difficultés subjectives à se concentrer;
7. léthargie, fatigabilité excessive ou perte d'énergie marquée;
8. modification marquée de l'appétit, hyperphagie, envie impérieuse de certains aliments;
9. hypersomnie ou insomnie;
10. sentiment d'être débordée ou perte de contrôle;
11. autres symptômes physiques tels que tension ou gonflement des seins, céphalées, douleurs articulaires ou musculaires, impression d'enfler, prise de poids.

B. La perturbation interfère de façon marquée avec le travail ou l'école ou avec les activités sociales et les relations avec les autres (évitement des activités sociales, productivité qui décroît et efficacité au travail ou à l'école)

C. La perturbation ne correspond pas seulement à l'exacerbation des symptômes d'un autre trouble comme un trouble dépressif majeur, un trouble de panique, un trouble dysthymique ou un trouble de la personnalité (bien qu'elle puisse se surajouter à chacun de ces troubles)

D. Des évaluations quotidiennes réalisées pendant au moins deux cycles symptomatiques consécutifs doivent confirmer la présence des critères A, B et C.

Comme je le mentionnais au chapitre précédent, la meilleure façon de traiter ce trouble serait de combiner antidépresseurs et pilule contraceptive. Si la patiente ne satisfait pas les critères (protocole) pour ce dernier médicament, alors ce sont les « bons » antidépresseurs qui sont sa bouée de secours.

Chapitre 14 : La préménopause

Mais qu'est-ce que la préménopause, exactement ? C'est un phénomène qui nous est généralement inconnu et qui survient à une certaine période de notre vie. C'est tout simplement la conséquence d'une insuffisance ovarienne due au vieillissement des ovaires. **Et c'est la période de transition qui précède la ménopause, laquelle peut s'étaler sur une période de 2 à 8 ans, mais surtout qui s'installe insidieusement, sans qu'on la suspecte !**

Comme l'explique D^re^ Demers dans son livre *Hormones au féminin : repensez votre santé*[XXV], en règle générale, le premier déficit observé à la préménopause est celui de progestérone. Ça été mon cas, mes bilans sanguins de l'été 2014 (vous vous souvenez, ceux que je croyais avoir passés en 2013 sur demande de mon psy, mais qui avaient été oubliés par mon médecin de famille et testés uniquement en 2014) démontraient un taux de progestérone de 2,0 nmol/L en phase lutéale, alors que le taux normal se situe entre 10,6 et 81,3, et mon taux d'œstrogènes était de 87 pmol/L alors qu'il devait être entre 150 et 800. Ces résultats étaient tellement clairs que mon médecin spécialiste en hormones m'a traitée immédiatement, lors de mon premier rendez-vous, à la fin 2014, sans refaire de nouveaux bilans. C'est donc dire qu'il me traitait en vertu de ces mêmes tests que j'avais passés quelques mois plus tôt avec mon médecin de famille… **donc que mes bilans hormonaux n'avaient pas été bien interprétés…**

À la préménopause, les cycles menstruels ont tendance à diminuer, à devenir plus courts avec le temps. Mais en l'absence de production de progestérone ovarienne, les cycles ont plutôt tendance à s'allonger : alors plus les femmes approchent de la ménopause, plus leurs déficits en progestérone et en estradiol (œstrogènes) sont importants et plus leurs cycles s'allongent pour finalement cesser.

Dre Demers cite les principaux signes et symptômes de la préménopause et de la ménopause :

- Bouffées de chaleur et sueurs nocturnes;
- Fatigue;
- Insomnie;
- Irritabilité;
- Douleurs musculaires et articulaires;
- Ostéopénie-ostéoporose;
- Incontinence urinaire;
- Anxiété;
- Dépression;
- Pertes de mémoire;

- Sécheresse vaginale;
- Baisse de la libido;
- Irrégularités menstruelles (préménopause);
- Saignements abondants (préménopause);
- Augmentation-aggravation du syndrome prémenstruel (préménopause).

Pendant cette étape, il y a une période de chaos plus ou moins longue au cours de laquelle les femmes peuvent expérimenter des cycles et symptômes particulièrement difficiles. **En fait, j'apprendrai moi-même plus tard que c'est cette période qui est la plus difficile en raison des variations hormonales, qui étaient probablement plutôt marquées dans mon cas, et ce sont elles qui causent le plus de tort.**

Évidemment, comme le dénonce bien Dre Demers dans son livre[xxvi], **le problème en médecine est que les femmes sont souvent traitées à tort pour des problèmes « à la pièce ». La « polymédication » n'est pas rare à la préménopause ou à la ménopause.** Les femmes sont traitées selon leurs symptômes et les signes qu'elles démontrent. Par exemple, de la médication pour les bouffées de chaleur, pour l'anxiété, la dépression, l'insomnie, les douleurs musculo-squelettiques, l'incontinence urinaire, l'ostéoporose, et plusieurs produits naturels. Quel cocktail ! **Et c'est exactement ce qui m'est arrivé !** J'aurais évité bien des problèmes si j'avais été soignée adéquatement sur le plan médical, alors que l'on m'expédiait chez le psychologue ! **Je crois sincèrement que je ne serais pas descendue aussi bas si j'avais reçu un traitement hormonal dès l'apparition de mes symptômes, comme je le demandais. Comme bien des femmes, je savais que je n'étais pas folle, que quelque chose n'allait pas rondement.** Et comme tant d'autres femmes, j'ai tellement pleuré quand, enfin, je me suis sentie comprise à mon premier rendez-vous avec mon médecin spécialiste, soit après plus d'un an et demi de difficultés de santé et de recherche de solutions… Comme le mentionne D^re^ Demers, la ménopause n'est pas une vue de l'esprit : on observe pendant cette période un véritable « crash » hormonal, en particulier des taux d'estradiol et de progestérone !!!

Chapitre 15 : La ménopause

Tout au long de notre vie de femmes, les œstrogènes et la progestérone sont, normalement, équilibrés. Comme je le mentionnais, lors de la préménopause, il y a d'abord une diminution de la progestérone. Ce faisant, il y a un déséquilibre avec l'œstrogène, qui est alors trop élevé.

Les premiers signes d'inconfort de la période entourant la ménopause sont donc dus à ce surplus d'œstrogène. Et celui-ci est exacerbé par des niveaux d'insuline et d'hormones du stress (cortisol) plus élevés.

Peu à peu l'œstrogène diminue et la femme — comme un homme — en vient à ne plus avoir de cycle : elle est alors ménopausée officiellement lorsqu'il s'est écoulé 12 mois depuis ses dernières règles.

La ménopause égale souvent bouffées de chaleur, mais ce n'est pas que ça. Tous les autres principaux signes et symptômes de la préménopause précités peuvent voir le jour pendant cette période. Pour certaines femmes, — dont moi — leur ménopause est à l'image d'un film d'horreur. Pour d'autres, elle est sans histoire. Peu importe, c'est souvent l'occasion de revoir ses habitudes de vie.

À ce moment, les hormones masculines appelées androgènes deviennent généralement plus présentes. C'est la raison pour laquelle la femme voit apparaître des effets masculinisant : la pilosité faciale, les cheveux qui s'éclaircissent et le tour de taille qui s'épaissit.

La ménopause précoce frappe 1 % des femmes avant 40 ans. Pour remplacer la fonction ovarienne, jusqu'à 50 ans, le traitement hormonal substitutif (THS) est le seul prescrit en première intention, sauf contre-indications. Une patiente ménopausée à 38 ans et qui a suivi un THS pendant 12 ans se retrouve donc ménopausée à 50 ans — comme n'importe quelle femme de cet âge[xxvii].

Les quelques années qui suivent la ménopause est la postménopause. Celles-ci se vivent habituellement mieux ; les bouffées de chaleur s'estompent, le poids et l'humeur se stabilisent, le corps retrouve un nouveau rythme.[xxviii] La femme se sent alors légère comme l'air !

Chapitre 16 : L'œstrogène

L'œstrogène est l'hormone qui fait la différence entre les femmes et les hommes. C'est celle qui disparaît graduellement à la ménopause, généralement après la progestérone, et qui provoque la plupart des symptômes qui y sont liés.

Les œstrogènes[xxix], et notamment l'estradiol produit par les ovaires, ont pour rôles le développement et le maintien des caractères sexuels secondaires chez la jeune femme à la puberté. Ce sont ces hormones qui entraînent la croissance des seins, l'arrivée des règles, la pilosité pubienne et l'ovulation.

Si les œstrogènes agissent principalement sur les organes génitaux et la sexualité, ils ont des fonctions tout aussi importantes sur d'autres parties du corps. En quantité suffisante, ils aident les os à se régénérer en stimulant les cellules chargées de produire de l'os « neuf » et en freinant les cellules qui activent la dégradation osseuse. Ce sont donc des hormones qui agissent contre l'ostéoporose, d'où l'apparition de cette maladie à la ménopause, en raison de l'absence d'œstrogènes.

Par ailleurs, ces hormones ont une influence sur le cerveau et peuvent ainsi jouer sur l'humeur ou l'état mental d'une femme. Le syndrome prémenstruel en est une illustration : après l'ovulation, et en l'absence de fécondation, certaines femmes sont sujettes à la fatigue et à un sentiment de tristesse ponctués d'irritabilité, en partie attribuable à la chute du taux d'œstrogènes.

Elles jouent également un rôle en ce qui touche la peau, qu'elles contribuent à rendre à la fois souple, élastique et ferme. La ménopause entraîne ainsi une atrophie des tissus qui dépendent des œstrogènes, dont la peau, qui en vient à perdre en hydratation et en fermeté.

La supplémentation en œstrogène par hormonothérapie de substitution peut se faire sous forme de timbres (Estradot) ou de gel (Estrogel). La dose d'œstrogène que l'on doit s'administrer varie au cours d'un cycle, et il faudra voir à en ajouter ou en enlever selon ses humeurs, par essais-erreurs, ce qui est l'élément le plus difficile, car les hormones varient constamment. Un élément clé sera évidemment d'apprendre à se connaître très bien. Comme l'œstrogène chute dans la deuxième partie du cycle, il faut généralement voir à augmenter la supplémentation pendant cette période, selon les symptômes ressentis. Pour ma part, je passais graduellement d'une dose de 25 mg (timbre) à une de 37,5 mg. Aussi, pendant ces années de traitement, j'ai remarqué que les bouffées de chaleur, la fatigue et les douleurs musculaires et articulaires (particulièrement la sensation du camion qui nous est passé sur le corps…) sont associées à une diminution ou une variation d'œstrogènes, donc lors de leur apparition, je veillais à augmenter la dose en œstrogène.

Aux femmes ménopausées qui n'ont plus autant de variations hormonales, on prescrit souvent le gel qu'on applique quotidiennement. En période de préménopause, on préfère généralement les timbres, car on peut plus facilement en enlever si la dose s'avère trop élevée.

Il y a plusieurs produits naturels qui permettent aussi une supplémentation en phytoestrogènes. Je ne les ai pas essayés, puisque mes problèmes étaient d'un tout autre ordre, mais ils peuvent convenir à plusieurs femmes.

Comme je le mentionne plus loin, au chapitre 19, j'ai dû cesser l'hormonothérapie après un an et demi, car je subissais trop de variations hormonales et cela devenait impossible à gérer dans ma situation.

Chapitre 17 : La progestérone

La progestérone joue des rôles multiples et son insuffisance peut entraîner plusieurs problèmes. Dre Demers cite les suivants dans son livre *Hormones au féminin : repensez votre santé*[xxx] :

- Irritabilité;
- Anxiété;
- Enflure;
- Problèmes de sommeil;
- Douleurs musculo-squelettiques;
- Incontinence urinaire;
- Bouffées de chaleur;
- Saignements abondants avec caillots.

Dre Demers[xxxi] remarque que la progestérone exerce un effet anxiolytique, et donc zen. Ses propriétés calmantes seraient attribuables à deux facteurs. Premièrement, elle se transforme en allopregnanolone, qui se lie au complexe de récepteurs GABA dans le cerveau. Le GABA est le principal neurotransmetteur inhibiteur du système nerveux central et constitue une sorte d'anxiolytique naturel. Les médicaments anxiolytiques tels que l'Ativan, le Rivotril et le Serax produisent un effet semblable à l'allopregnanolone. Deuxièmement, cette dernière substance, accompagnée d'un taux adéquat d'estradiol, peut agir sur l'hypothalamus et faire diminuer la production de CRF (facteur de libération de la corticotropine), et donc celle du cortisol aussi. Le CRF étant une hormone qui stimule les surrénales pour la production du cortisol, sa surabondance peut causer des troubles anxieux et dépressifs. D^re^ Demers observe souvent chez ses patientes préménopausées ou ménopausées une élévation du taux de cortisol, ce qui aggrave leurs symptômes. Le traitement avec l'hormonothérapie féminine bio-identique, à bonnes doses, normalise souvent le taux de cortisol.

Nombre d'études ont démontré que la progestérone multiplie les effets bénéfiques sur les systèmes nerveux central (cerveau) et périphérique (nerfs). Elle est une hormone très importante dans le traitement de l'anxiété, de la dépression et des problèmes de sommeil qui apparaissent au moment de la préménopause ou de la ménopause.[xxxii]

Étant désespérée, ne recevant aucun soutien de la médecine générale, et étant dans l'attente interminable et souffrante d'un premier rendez-vous avec un spécialiste (depuis plus de 6 mois !), j'ai moi-même fait l'analyse de mes bilans sanguins dont je parlais plus tôt et que j'ai obtenus à la limite de la légalité, car mon médecin de famille m'interdisait l'accès à une copie. J'en ai déduit que j'avais de toute évidence un manque de progestérone, et aussi d'œstrogène. Compte tenu de tout cela, je ne voyais pas de contre-indications à « m'autotraiter » en progestérone dans l'attente de rencontrer ce spécialiste car ses effets semblaient plutôt sans danger. Sans ordonnance en mains, j'ai tout d'abord obtenu d'une amie les comprimés de progestérone, et les ai ensuite commandés des États-Unis, puis je suis allée les chercher aux frontières. J'ai pu amorcer une base de traitement hormonal, ce qui m'a particulièrement aidée contre l'anxiété. Cependant, ma fatigue persistait ; elle a été traitée plus tard avec les timbres d'estradiol qu'on m'a prescrits. Pour sa part, la supplémentation en œstrogènes est plus hasardeuse et je ne me serais pas aventurée à en prendre sans assistance médicale, car elle peut comporter des risques très sérieux. Alors soyez prudente avant de vous auto-traiter !

Et qu'en est-il du dosage ? Généralement, la dose quotidienne à prendre idéalement au coucher est de 1 à 2 comprimés de 100 mg (Prometrium), du jour 10 du cycle jusqu'aux règles. J'ai aussi expérimenté un maximum de 3 comprimés par jour. Personnellement, j'aimais bien en prendre 2 au coucher, puis une autre lorsque je me réveillais la nuit, comme je le mentionnais au chapitre 4. Une autre façon de faire que nous avons essayée lors de mes traitements est de prendre un comprimé par jour, tous les jours sauf le premier du cycle, et en cas de besoin, un autre pendant la nuit. Cela amène une constance et aide à niveler les variations hormonales.

Chapitre 18 : Hormones bio-identiques ou non ?

Les hormones féminines bio-identiques sont similaires à celles produites par les ovaires. Elles sont généralement synthétisées à partir des analogues stérols trouvés dans plusieurs variétés de plantes, surtout la fève de soya. Les deux principales hormones produites par les ovaires sont l'estradiol-17ß et la progestérone. Ce sont celles que l'on retrouve officiellement sur le marché ; l'estradiol-17ß sous forme de timbres cutanés (transdermiques) de 25, 37,5 et 50 ug, et la progestérone Prometrium® en comprimés de 100 mg. Celles contenues dans les contraceptifs oraux (par exemple Alesse®, Yasmin®) et dans l'hormonothérapie non bio-identique (par exemple, Premarin®, Provera®) sont très différentes des hormones produites par les ovaires. Certains médecins, dont Dre Demers, croient que les hormones bio-identiques sont supérieures aux hormones qui ne le sont pas et qu'elles sont plus sécuritaires parce que ce sont des copies de celles produites par le corps humain. L'hormonothérapie, bio-identique ou non, est aussi appelée « hormonothérapie de remplacement » ou « hormonothérapie de substitution »[xxxiii].

Les œstrogènes conjugués équins (ECE) sont quant à eux extraits de l'urine de jument gravide ; c'est notamment ce qu'on retrouve dans l'hormonothérapie de remplacement qui, jusqu'à récemment, était la plus présente. Dans les ECE, environ la moitié des œstrogènes sont sous forme de sulfate d'estrone. L'autre moitié se compose de plusieurs œstrogènes différents dont la majorité est étrangère au corps féminin. Les ECE peuvent faire augmenter les risques inflammatoires, étant la cause de bien des maladies, et les risques thromboemboliques (caillots). L'estradiol 17-ß, dans l'hormonothérapie à doses adéquates, ferait, lui, au contraire, diminuer ces risques. D'ailleurs, bien avant l'étude largement publicisée nommée WHI en 2002, qui a malencontreusement fait mauvaise presse à l'hormonothérapie, l'estradiol 17-ß par voie transdermique (timbre ou gel) était privilégié pour les femmes obèses, hypertendues, diabétiques ou ayant un taux élevé de mauvais cholestérol ou de triglycérides, problèmes fréquents chez les femmes ménopausées.[xxxiv]

L'acétate de médroxyprogestérone (AMP) est une progestine (synthétique) qui exerce dans l'utérus certaines fonctions semblables à la progestérone. Les données scientifiques prouvent toutefois que l'AMP peut être dommageable pour le cœur et le système nerveux et pourrait faire augmenter les risques de cancer du sein, tandis que la progestérone serait protectrice.[xxxv]

Malheureusement, le coût du Prometrium[xxxvi] est élevé et seule une partie est remboursée par les assurances privées, tandis qu'aucun remboursement n'est prévu par le régime public[xxxvii]. Il faut s'attendre à débourser environ 1 $ par comprimé (en 2017), ce qui donne environ 60 $ par mois (deux par jour). Quant aux timbres cutanés, leur coût est sensiblement plus bas, soit environ 30 $ pour 8 timbres de 25 mg, pour un traitement de 4 semaines. En ce qui concerne les pilules contraceptives, qui combinent l'œstrogène et de la progestative, elles sont vraiment à la portée de tous, soit environ une vingtaine de dollars pour 28 jours. C'est donc dire que les procédés chimiques sont encore les privilégiés de notre industrie, même à notre époque !

Autre chose : les hormones bio-identiques doivent être conservées à une température entre 15 et 25 degrés Celsius, ce qui ne les rend pas pratiques lors des journées chaudes d'été ou en voyage. J'avais pris l'habitude de les conserver dans un étui conçu pour l'insuline des diabétiques. Il est également possible de se procurer un substitut naturel de progestérone, soit de l'igname sauvage, généralement vendue en crème en vente libre dans les magasins de santé.

Chapitre 19 : Aboutir chez le psychiatre

Au printemps 2016, soit après deux ans de traitement, mes symptômes s'aggravaient encore et encore, j'avais de plus en plus de mal à fonctionner au quotidien, j'étais constamment épuisée, en crise de larmes, bref, au bout du rouleau, et ce, malgré la prise d'antidépresseurs, d'hormones bio-identiques et les situations intenses de stress désormais loin derrière moi. Je n'en pouvais plus de cette bataille sans fin. C'était à la fois infernal et incompréhensible… Il fallait absolument que je trouve une solution.

C'est ainsi qu'à force de m'informer, on m'a mise sur la piste d'un médecin psychiatre spécialiste des troubles du SPM. Or, la vision de ce médecin était diamétralement opposée à celle du spécialiste qui me traitait à l'hormonothérapie bio-identique. J'ai quand même demandé une référence à ce dernier pour consulter ce spécialiste. Comme j'ai attendu ma place pendant quelques mois, j'ai dû prendre mon mal en patience, et encore une fois, les conseils de mon psychologue ainsi que les trucs et outils que je vous propose dans ce livre m'ont été bien utiles.

Le psychiatre est un médecin spécialiste de la maladie mentale qui dose la médication, particulièrement les antidépresseurs, et relève la plupart du temps du domaine public.

J'ai appris que ce médecin en était venu à traiter les troubles féminins parce qu'il avait été surpris de constater que des femmes qui avaient été hospitalisées pour de graves problèmes psychiatriques voyaient leurs problèmes résolu une fois leurs menstruations passées. Évidemment, je me demandais ce qu'un psychiatre pouvait bien m'apporter de plus que le traitement que je recevais déjà. Et qui plus est, je m'inquiétais du fait d'être « psychiatrisée », ne serait-ce que pour mes assurances ou mon dossier médical, mais comme il fallait absolument que j'en vienne à un traitement efficace pour retrouver une qualité de vie, ce n'était absolument pas des considérations justifiées.

C'est vers la fin de l'été 2016 que j'ai obtenu mon premier rendez-vous. Quelle n'a pas été ma surprise de me faire dire que le meilleur médicament pour une femme est — tenez-vous bien — la grossesse !

C'est ainsi que ce médecin m'indiqua que le traitement par la pilule contraceptive était une excellente façon de remédier aux problèmes des femmes dans une situation semblable à la mienne, avec une prise « en continu ». Cela veut aussi dire adieu, les SPM et les règles !

Évidemment, pour cela, il faut être en bonne santé, ne pas présenter un surplus de poids ou souffrir de diabète ou de problèmes de cœur, être non-fumeuse et ne pas avoir développé de cancer féminin. Heureusement, c'était mon cas ! Ouf, j'avais enfin de la chance !

Il me mentionna également que les résultats étaient encore meilleurs lorsque le sujet combinait antidépresseurs et pilule contraceptive. Il évalua la possibilité que j'utilise d'autres antidépresseurs que ceux que je prenais déjà, soit le Pristiq 100 mg. Le Zoloft a été envisagé, mais aucun changement n'a été apporté sur ce plan à ce jour.

C'est ainsi que je suis ressortie du bureau de ce psychiatre, en cette fin juillet 2016, après trois longues années de difficultés, de recherches et de traitements, et juste avant d'autres vacances « maladie » bien méritées (que j'explique au chapitre 29), avec en mains une ordonnance pour la pilule contraceptive Alesse, une des plus faibles sur le marché et celle que l'on prescrit régulièrement aux adolescentes… Mon problème était enfin « peut-être » réglé et mon combat, terminé !!!

Chapitre 20 : La pilule contraceptive contre les troubles hormonaux

La pilule contraceptive prise en continu a été ma planche de salut, celle qui m'a sauvée d'un état de dysfonction quasi totale, qui a mis fin à l'éternel sentiment d'épuisement qui m'accablait depuis des années, celle que je prends actuellement et pour probablement encore plusieurs années, mais vous l'imaginez, non sans encore quelques autres difficultés…

Pourquoi en continu ? Parce que cela stoppe complètement le cycle féminin et, par conséquent, les variations hormonales et les SPM ! Et il faut que ce soit ainsi pour arriver à soulager ces symptômes graves. Jamais je n'aurais cru avoir à commencer la pilule à 43 ans ! Et cela m'inquiétait beaucoup, car les risques qui y sont associés ne sont pas minces, à cet âge.

Dès les premiers jours de la prise de ma nouvelle petite pilule magique, j'ai ressenti certains désagréments, tels que des spasmes aux épaules et sur le thorax, des étourdissements, des nausées, des douleurs aux jambes, bref, suffisamment de symptômes pour m'inquiéter de la phlébite (trouble commun avec la pilule), de l'embolie pulmonaire, d'un infarctus (AVC), de caillots, soit de tous ces effets secondaires rares, mais possibles selon le feuillet du fabricant.

Je ressens encore à l'occasion certains symptômes, mais je sais aujourd'hui que ce sont des effets mineurs et que tant que je suis aux aguets, je ne suis pas en danger. Évidemment, mon psychiatre me suit de près, mais si tout se passe bien, il n'est pas du tout inquiet que je garde ce traitement jusque dans la cinquantaine, et même plus ! Oui, vous avez bien compris, prendre la pilule jusqu'à cet âge pour contrôler les symptômes du SPM et de la ménopause est la réalité de ce siècle !

Évidemment, la prise de cette hormone « chimique » est controversée, et il existe toutes sortes d'écrits contradictoires sur le sujet… et c'est sans parler de la prise en continu. Ce n'est pas bien différent de toute la question des hormones ! Sans compter que plusieurs femmes ont vécu de mauvaises expériences avec certaines pilules et qu'il en existe plusieurs générations !

La pilule en continu[xxxviii]

Certains prétendent que la prise de la pilule en continu augmente le risque de contracter certaines maladies graves.

Pourquoi avoir suggéré d'arrêter la pilule sept jours par cycle ? Vous serez peut-être surprises d'apprendre que les raisons sont surtout d'ordre moral, car c'était l'Église qui s'opposait à ce moyen de contraception. L'arrêt total des menstruations aurait pu rendre la pilule encore plus diabolique aux yeux des ecclésiastiques, qui avaient jadis beaucoup de pouvoir ! Les sept jours d'arrêt constituaient donc une sorte de compromis.

Il y a toutefois des raisons d'ordre médical qui justifient un arrêt de sept jours de la prise des contraceptifs oraux pour certaines femmes. Premièrement, chez les très jeunes qui sont sexuellement actives, l'arrêt de la pilule et le saignement de retrait permettront éventuellement de remarquer une grossesse.

Cette pause indiquera parfois un trouble de santé, de la même manière que les menstruations le font. L'absence de saignement (aménorrhée) peut annoncer un trouble alimentaire ou une maladie endocrinienne, par exemple. Également, des pertes abondantes, malodorantes ou d'apparence inhabituelle peuvent sonner l'alarme et permettre de diagnostiquer différents problèmes.

Pour la plupart des femmes en santé, il n'y aurait donc pas de contre-indications majeures à prendre la pilule en continu et à ne faire une pause que quelques fois par année. Une nouvelle pilule, offerte depuis quelques années au Canada[xxxix], propose d'ailleurs des cycles de 91 jours, ce qui permet à la femme de n'expérimenter que quatre périodes de menstruations factices par année.

Mais présente-t-elle des inconvénients ? Certains montrent du doigt la quantité sensiblement plus importante d'hormones qui entre dans le corps, mais aucune recherche n'a démontré que la prise en continu entraînait plus d'effets secondaires que pour les femmes qui l'arrêtent sept jours par cycle. Les risques de complications ne sont pas non plus augmentés. Les études à ce sujet sont toutefois rares, jusqu'à présent.

Problèmes de santé liés à la pilule[xl]

Les dernières nouvelles font peur : les pilules contraceptives de nouvelles générations peuvent causer des caillots sanguins ou des embolies pulmonaires. Certaines sont même soupçonnées d'avoir entraîné la mort d'utilisatrices. Faut-il jeter la pilule ? Des centaines de femmes ont éprouvé des ennuis de santé en raison de leur utilisation des pilules Yaz et Yasmin. D'ailleurs, deux recours collectifs s'organisent au pays en leur nom contre Bayer, le fabricant. De plus, des données sur les effets secondaires rapportés à Santé Canada au sujet de ces deux pilules indiquent qu'elles pourraient être liées à la mort de 23 Canadiennes.

Aux États-Unis et en France, des décès potentiellement liés à l'utilisation de pilules de troisième et quatrième générations sont aussi rapportés. La France a même cessé de rembourser cette catégorie de médicaments en mars 2013, en raison des risques de thromboembolie veineuse (TEV) trop élevés par rapport à ceux des pilules des autres générations.

Ce qui inquiète, ce sont les risques de TEV associés aux contraceptifs hormonaux combinés. La thrombo-embolie veineuse survient lorsqu'un caillot sanguin se forme dans les veines profondes des jambes et du bassin. Le caillot peut migrer et bloquer l'afflux du sang aux poumons, provoquant ainsi une embolie pulmonaire.

Le dernier examen par Santé Canada (2011) de l'innocuité des pilules Yaz et Yasmin (de quatrième génération) prévient de son côté que les risques de caillots sanguins pour leurs utilisatrices sont de 1,5 à 3 fois plus élevés que pour celles qui prennent d'autres contraceptifs oraux.

Contre-indications et restrictions[xli]

En raison du risque accru de formation d'un caillot sanguin, la pilule n'est donc pas proposée aux femmes qui :

- présentent une anomalie de la coagulation sanguine ;
- ont des antécédents de phlébite ou d'embolie pulmonaire.

La pilule peut exceptionnellement favoriser l'apparition de caillots dans les artères et ainsi provoquer des accidents vasculaires cérébraux. Pour ce motif, on ne peut la prescrire aux femmes porteuses de maladies cardiaques, comme les affections touchant les valvules du cœur.

Par ailleurs, la probabilité de thrombose veineuse s'accroît avec l'âge et est fortement accrue par le tabagisme. Ainsi, la prise de la pilule est déconseillée aux fumeuses de plus de 35 ans.

En raison des hormones qu'elle contient (œstrogènes et progestatifs), la pilule tend à élever la tension et à modifier les taux de lipides et de glucose dans le sang.

Une hypertension artérielle (chiffres supérieurs à 160 mm et à 100 mm de mercure), un taux de cholestérol trop élevé et un diabète s'accompagnant déjà de complications vasculaires contre-indiquent donc ce mode de contraception.

La pilule n'est pas non plus recommandée chez les femmes ayant développé une hépatite ou présentant une autre maladie du foie. Il a été montré qu'elle peut — très rarement — induire la formation de tumeurs bénignes du foie.

Elle ne sera pas non plus prescrite aux femmes ayant été victimes d'un cancer du sein ou de l'utérus. Les œstrogènes contenus dans le contraceptif pourraient contribuer à la multiplication de cellules cancéreuses persistant à l'état latent dans l'organisme.

Enfin, la prise de pilule devra immédiatement être arrêtée devant l'apparition de maux de tête intenses, de crises d'épilepsie, d'élévation forte de la tension artérielle ou lors d'une immobilisation prolongée (intervention chirurgicale...) chez une femme à risque, car ce contexte pourrait faciliter l'apparition de complications veineuses.

D'autres pathologies nécessitent des précautions :

- Le cas des fibromes de l'utérus très volumineux ;

- Des anomalies mammaires bénignes ;
- Ou des varices importantes des jambes.

Mais, là aussi, l'administration de la pilule n'est pas exclue totalement si ces affections sont bien suivies sur le plan médical. Il existe d'autres contre-indications relatives à la prise de pilule, comme l'obésité ou encore la présence de migraines.

Par ailleurs, il faut savoir que pilule et médicaments font parfois mauvais ménage. Certains comme les antiépileptiques ou certains antituberculeux peuvent en diminuer l'efficacité. D'autres risquent d'en multiplier la toxicité (antidépresseurs).

Mais la pilule peut soulager des problèmes, comme les règles douloureuses, et constituer la solution à un problème d'acné.

Pilule et dépression

J'ai aussi appris que la pilule peut engendrer des troubles de l'humeur ainsi que la dépression. Eh oui ! Alors, bien qu'elle puisse aider la femme préménopausée à se sortir des troubles du SPM et même de la dépression, comme dans mon cas, elle peut elle-même causer cette dernière. Mais ce serait surtout la propriété des pilules d'anciennes générations ou à plus forts dosages. Alors, devant des symptômes dépressifs, il faut se demander si ce petit comprimé a un rôle à jouer.

Deux composants peuvent contribuer à cette dépression liée à la prise de la pilule, à savoir la vitamine B6 et le magnésium[xlii]. Les œstroprogestatifs qui y sont contenus interfèrent avec le métabolisme de la vitamine B6, pouvant entraîner des carences (que la consommation d'alcool ou de tabac accentue). Or, cette vitamine joue un rôle dans la synthèse de neurotransmetteurs comme la sérotonine ou la dopamine, substances qui jouent un grand rôle dans l'humeur. Une supplémentation en vitamine B6, à 50 mg par jour, peut parfois suffire à contrebalancer ces effets indésirables de la pilule.

D'autre part, la prise concomitante de magnésium pourrait encore améliorer les résultats de la pilule. Une étude montre l'effet de cette association de vitamine B6 (50 mg par jour) et de magnésium (200 mg par jour) sur l'anxiété et les troubles de l'humeur prémenstruels, comme l'irritabilité et les sautes d'humeur. Cette étude n'a duré qu'un mois et les auteurs estiment qu'un traitement sur une plus longue durée est sans doute nécessaire pour un effet optimal.

Il est donc possible que la pilule contraceptive (à l'exception, semble-t-il, de celles à faible dosage) puisse augmenter les risques de dépression chez les femmes ayant déjà vécu des épisodes dépressifs. Elle pourrait l'augmenter aussi chez les autres, mais moins fortement.

La pilule et le cortisol

Mes derniers bilans sanguins, faits lors d'un suivi au printemps 2017, démontraient que le taux de cortisol dans mon sang était très élevé, soit de 854, alors qu'il aurait dû se situer entre 170 et 500 (entre 7 h et 9 h le matin). C'est-à-dire qu'il faisait presque le double du maximum, ce qui est fort probablement un effet secondaire de la pilule contraceptive. C'est une conséquence qu'on ne retrouve pas dans le traitement d'hormonothérapie bioidentique, tel que je le mentionnais au chapitre 17. Pour éviter que je doive un jour cesser la prise de cette pilule — et croyez-moi, ce n'est pas ce que je désire —, je me devais de trouver une solution aidante. C'est ainsi que j'ai découvert une plante naturelle d'«ashwaganda » vendue en comprimés au magasin de santé. Elle est très puissante contre le stress et l'anxiété et elle aide à diminuer le taux de cortisol. J'ai donc récemment commencé à prendre ces comprimés deux fois par jour et j'ai pu constater que l'effet de cette plante est très calmant. Elle serait même une bonne solution de rechange aux anxiolytiques (contre l'anxiété). Évidemment, mon mode de vie doit être équilibré en conséquence ; je dois réduire le stress et intégrer l'exercice physique dans mes habitudes. C'est-à-dire que je dois faire tout le nécessaire pour baisser et régulariser mon taux de cortisol. Et c'est un travail quotidien !

La pilule et le cancer

La pilule contraceptive mettrait à risque les femmes de trois types de cancer, soit ceux du foie, du col de l'utérus et du sein, mais d'un autre côté, elle pourrait réduire les risques de cancer de l'endomètre et des ovaires[xliii].

Heureusement, aucune contre-indication ne m'empêchait de prendre la pilule contraceptive en continu, et c'était d'ailleurs **la solution** pour moi, alors que je commençais à aller mieux depuis la fin d'été 2016… Jusqu'à ce qu'une cousine me contacte, environ trois mois après le début à succès de mon nouveau traitement, pour m'informer que trois de nos cousines étaient ou avaient été touchées très jeunes par le cancer du sein, dont une décédée dix ans plus tôt, et que son médecin à elle lui demandait d'aviser les petites dernières de cette situation, dont moi… !

Chapitre 21 : Le cancer du sein

Automne 2016. Voilà une autre tuile qui me tombait sur la tête, après toutes ces années de recherches et cette bataille médicale ! Dès lors, je devais envisager que j'étais à risque de développer un cancer du sein en raison du traitement hormonal que je devais suivre pour ma survie!

Ma première réaction a été d'informer mon médecin de famille de la situation et de lui demander une référence pour passer une mammographie, comme recommandé par les médecins de mes cousines. Après avoir convenu qu'un tel examen était nécessaire, il m'a enjoint de cesser la pilule contraceptive.

La seule pensée de perdre ce traitement m'a carrément catastrophée, et j'ai dû revivre temporairement une forte anxiété et des symptômes de dépression. Je me sentais en quelque sorte retourner à la case départ alors même que je commençais à voler de mes propres ailes. Je retournais m'asseoir sur le divan chez mon psy découragée et en pleurs ! Et comme un malheur ne vient jamais seul, ma cellule familiale devait alors vivre un début de deuil, car mon beau-père a été hospitalisé, en fin de vie, pour un cancer du poumon.

J'allai donc passer une mammographie et une échographie, et ce, bien avant d'avoir atteint l'âge requis de 50 ans, mais me permettant néanmoins de savoir que tout était normal. Un premier soupir de soulagement. Le plus gros problème maintenant était d'évaluer les risques de poursuivre la prise de la pilule dans cette nouvelle situation.

Une fois de plus, j'ai dû m'adonner à de la recherche sur le sujet, et j'ai tenté de décortiquer ce sujet lui aussi… controversé !

Tout d'abord, on évoquait le risque d'être porteuse des gènes appelés BRCA1 ou 2, qui font en sorte que des femmes assez jeunes sont touchées par le cancer du sein. Il y a la possibilité de passer des examens pour savoir si nous sommes porteuses, mais pour cela, il faut consulter un généticien qui détermine si nous y sommes admissibles, ainsi qu'un conseiller juridique, car un tel test est lourd de conséquences. Au moment de ma mammographie, j'ai fait la demande pour cela. Des mois d'attente ont fait en sorte que même au moment d'écrire ces lignes, je ne sais toujours pas si j'y suis admissible. En ce printemps 2017, j'ai cependant reçu des nouvelles d'une cousine qui est actuellement atteinte de ce cancer pour laquelle les résultats à ce test étaient tous négatifs.

J'ai également consulté mon psychiatre au sujet de cette nouvelle information, et Dieu sait combien j'ai été anxieuse, dans l'attente de ce rendez-vous, qu'il m'enjoigne lui aussi de cesser mon traitement… Il m'a expliqué qu'un cancer du sein se développe sur plusieurs années et que si je suis suivie régulièrement et que je passe une mammographie chaque année, nous pourrions réagir en temps utile. Et même avec la prise de la pilule, mes risques n'en seraient pas augmentés. Mon médecin spécialiste m'a confirmé ceci lors de mon dernier suivi, au printemps 2017, à savoir que la pilule ou l'hormonothérapie bio-identique n'augmenteraient pas le risque de développer ce cancer. Elle a cité l'exemple des femmes qui ont le cancer du sein ou qui sont porteuses du BRCA1 ou 2 et qui sont traitées en hormonothérapie. **Mon médecin de famille aurait donc fait naître chez moi une panique inutile…**

Alors que la plupart des écrits font état de risques de cancer du sein augmentés par leur bête noire, la supplémentation en hormones, Dre Demers, elle, propose dans son livre une théorie diamétralement opposée.[xliv] D'après elle, ce serait justement la baisse en hormones sexuelles féminines qui serait un facteur de risque de cancer du sein, toutes deux se manifestant vers la cinquantaine. Le sujet est complexe et surtout controversé et méritera d'être traité de façon plus approfondie dans un écrit ultérieur.

Pour l'instant, en 2017, je suis suffisamment rassurée et j'ai admis que la pilule était le meilleur traitement pour moi, et celui qui me permettait de vivre en santé, malgré ces risques. Un suivi médical régulier me permettra de me réajuster au besoin. C'est à suivre…

Chapitre 22 : L'alcool

Ah, moi qui aime bien prendre un petit verre de vin en cuisinant, en mangeant ou en socialisant... J'ai compris que l'alcool joue un rôle important en matière d'anxiété, de troubles hormonaux et de cancer, particulièrement le cancer du sein. Une des premières choses que mon médecin de famille m'a recommandées à la suite de mes crises d'anxiété a été de laisser tomber complètement l'alcool pour au moins un mois et ensuite d'en consommer le moins possible. En préménopause et en ménopause, nous savons que l'alcool cause des désagréments tels que des chaleurs subites et intenses. Et pour celles qui sont sous traitement d'hormonothérapie et de contraceptifs oraux en particulier, il augmenterait leurs risques de cancer du sein (et je ne parle pas des autres types de cancer !). À la suite de mes découvertes et à cause de mon état de santé, j'ai décidé d'en limiter considérablement ma consommation, voici pourquoi.

Le problème avec l'alcool, peu importe quel type, c'est sa teneur en éthanol, qui est une substance reconnue comme étant cancérigène. Une fois ingéré, l'éthanol est transformé en molécule cancérigène appelée acétaldéhyde, et c'est dans le foie qu'a lieu ce processus. Cela active, dans un deuxième temps, un autre enzyme, l'acétaldéhyde déshydrogénase, qui transforme l'acétaldéhyde en une molécule inactive et inoffensive, l'acétate — ou acide acétique.

Pour une importante quantité d'alcool, une partie de l'éthanol demeure dans le sang ou les tissus, amorçant ainsi la production de radicaux libres qui causent l'inflammation et prédisposent au cancer. L'inflammation est une cause pouvant mener au cancer du foie. Notez également que le foie ne peut transformer ou métaboliser qu'une certaine quantité d'alcool à l'heure, soit de 15 à 17 mg, et cette vitesse peut varier d'une personne à l'autre. C'est donc la quantité consommée et non le type d'alcool qui est responsable des problèmes de santé qui y sont reliés.

Le foie ayant un rôle direct avec la consommation d'alcool, cela nous ramène en acupuncture au méridien correspondant à cet organe, qui serait celui à traiter en cas de problèmes hormonaux, et aux troubles du sommeil que j'ai parlé plus tôt, d'où la grande importance de conserver un foie en santé.

On l'a dit, une femme prenant des contraceptifs oraux est plus à risque de développer un cancer du foie (lire le chapitre 20). Si cette femme consomme de l'alcool de façon excessive (soit plus d'un verre par jour), elle augmente encore ses risques d'un tel cancer. Les femmes qui boivent de l'alcool s'exposent aussi au cancer du sein. Encore une fois, si, en plus, elles suivent un traitement d'hormonothérapie ou de contraceptifs oraux, ces risques augmenteraient.

J'ai également lu qu'en France, après le tabac, la consommation de boissons alcooliques est la cause la plus fréquente de mortalité prématurée et évitable par cancers.

La consommation d'alcool fait aussi monter la pression artérielle et augmenter le risque d'hypertension. Elle décuple les risques d'accidents vasculaires cérébraux (AVC) et d'infarctus du myocarde. Comme le risque d'AVC est plus élevé chez les femmes prenant entre autres des contraceptifs oraux, la consommation excessive d'alcool ne fait que l'exacerber. À noter qu'il ne semble pas avoir été prouvé scientifiquement que le fait de prendre un verre de vin (rouge) par jour aurait un effet protecteur contre les maladies cardiaques, même en faible quantité.

Sans compter que l'effet de l'alcool raviverait les mêmes circuits que l'anxiété, et ce, même s'il procure une sensation de bien-être sur le moment. Mais attention, est-ce l'anxiété ou des chaleurs qui nous font rougir après un verre ou deux ? Ce n'est pas toujours facile à dire ; il m'est arrivé de penser que je vivais des bouffées de chaleur, alors que c'était probablement de l'anxiété, et vice-versa. Finalement, même si l'alcool facilite l'endormissement, il peut autant provoquer de l'insomnie, et c'est là que vous vous réveillerez entre 1 h et 3 h du matin, heure du méridien du foie. Sans compter que l'alcool contient beaucoup de calories, favorisant la prise de poids.

L'alcool augmente les hormones stéroïdes et agit sur les récepteurs hormonaux, dont ceux de l'œstrogène, et donc, il fait varier le taux d'hormones. Ce qui explique les bouffées de chaleur subites que nous pouvons ressentir après avoir consommé de l'alcool.

J'ai aussi appris que la bière, faite principalement d'eau et de céréales, apporte des phytoestrogènes et procure des effets semblables à l'estradiol (œstrogène). Puisque cette hormone est responsable du développement des seins chez la femme, c'est la raison pour laquelle un homme consommant beaucoup de bière en vient à avoir un peu de seins.

Et maintenant, que pouvons-nous faire pour prendre un verre, nous, les femmes soucieuses de notre santé ou vivant des troubles hormonaux ? Bien que cela n'ait pas été facile, j'ai développé certains trucs pour pouvoir « prendre un p'tit verre », ne serait-ce que pour vivre une situation de bien-être, faire comme les autres, ou socialiser. Les voici :

Je consomme le plus possible de l'eau. Je débute par un verre d'eau et j'alterne ma consommation d'alcool avec de l'eau. En général, on suggère de prendre deux verres d'eau pour chaque verre de vin et un pour chaque bière. Si je suis au restaurant, je demanderai un verre d'eau en même temps que ma commande, et si je suis entre amis, j'aurai toujours une bouteille d'eau à portée de la main.

Je remplace la boisson alcoolisée par une autre qui ne l'est pas. Si je désire faire comme les autres, je peux remplacer le cocktail ou verre de vin par un *virgin ceasar* ou autre consommation sans alcool. Il existe même du vin sans alcool qui n'est pas mauvais. Dans bien des occasions, les autres ne sauront jamais que votre consommation est *virgin* !

Je remplace l'alcool par une bière sans alcool ou légère. L'été, surtout lorsqu'il fait chaud, j'ai redécouvert la bière. J'ai choisi de remplacer le vin par de la bière sans alcool ou légère, avec moins de calories (la Canadian 67 au Canada et la Michelob aux États-Unis). J'ai aussi réalisé un mélange appelé « panaché », soit moitié boisson gazeuse de type 7Up ou soda au gingembre, et moitié bière légère, le tout monté avec de la lime ou du citron. Une bouteille de bière donnera deux grands verres de ce fabuleux cocktail qui vous permettra de socialiser pendant des heures tout en buvant avec modération…

Je limite le vin et je le choisis. Si j'ai le goût de prendre du vin, je tente de limiter ma consommation à un ou deux verres, sans plus. Après cela, je choisis l'eau ou une boisson non alcoolisée. Par ailleurs, je choisis le plus possible des vins légers, de type pinot noir, ou des vins biologiques sans agents de conservation.

Je choisis des mousseux sans alcool. Les vins mousseux sans alcool sont un excellent choix, car leur goût est semblable à celui d'un champagne régulier, probablement en raison de leur pétillant. Parmi les meilleurs que j'ai testés, il y a le Carl Jung et le Freixenet.

Toutes les occasions sont bonnes pour NE PAS en prendre. Je tente le plus possible de ne pas prendre un verre les soirs de semaine ou lorsqu'il n'y a pas d'occasion particulière.

Voici un exemple illustrant une telle situation. Lors de récentes vacances « maladie » dont je parle au chapitre 29, j'ai passé près d'une semaine dans un chalet avec des amis et certains de leurs amis, bref avec des gens que je connaissais et d'autres que je ne connaissais pas. J'ai décidé de ne prendre aucun alcool cette semaine-là, car je venais de commencer les contraceptifs oraux et j'éprouvais plusieurs symptômes inquiétants. Alors, lorsque les convives trinquaient à table, le soir, moi, je levais mon verre d'eau. Évidemment, je vivais la crainte de ne pas faire comme les autres ou de recevoir leur jugement. Il est certain que le premier soir, on m'a questionnée. J'ai expliqué mon choix tout simplement en disant que je ne désirais pas consommer afin de prendre soin de ma santé. Les autres soirs, c'était déjà du passé et tous étaient habitués au fait que je ne buvais pas. Et vous savez quoi ? Ça n'a pas soulevé un tollé et j'ai quand même été acceptée par tous. Je pense que les gens sont de plus en plus conscients qu'ils doivent prendre soin d'eux. Par ailleurs, j'ai réalisé que je me sentais bien mieux qu'eux lorsqu'ils avaient « pris une tasse », je n'avais pas à subir les maux du lendemain… et surtout, ce n'est pas moi qui avais l'air ridicule !

Chapitre 23 : L'activité physique

C'est bien connu, l'activité physique améliore la santé et le bien-être, réduit le stress, renforce le cœur et les poumons, augmente le niveau d'énergie, aide à atteindre un poids santé et favorise une philosophie de vie positive. Les médecins clament ses bienfaits et nous savons tous que nous devrions en faire plus ! Si on nous prescrivait un médicament qui a toutes ces vertus, nous en voudrions volontiers !

Pour un sujet touché par une maladie ou souffrant de symptômes importants, il n'est pas toujours facile de faire de l'exercice, et qui plus est, de façon régulière. Personnellement, n'aimant pas les sports, je n'ai jamais été une grande sportive, et mon mode de vie ne laissait pas beaucoup de place à l'activité physique.

Lorsque mes crises d'anxiété ont débuté, une des premières choses que mon psy m'a fait faire, outre réduire le temps passé au travail et le stress, a été d'intégrer l'activité physique à mon horaire. Mon médecin de famille m'a dit la même chose lorsqu'il a diagnostiqué ma dépression.

Après avoir lu le livre de David Servan-Schreiber *Guérir le stress, l'anxiété et la dépression sans médicaments ni psychanalyse*[xlv], je me suis mise à une première activité, le jogging. Je n'avais jamais pratiqué ce sport, car je le trouvais dommageable pour le corps, notamment pour le dos et les genoux. Et je pense encore que ce n'est pas la meilleure activité pour les articulations, mais c'est un très bon exercice pour le mental. Dans le chapitre « Prozac ou Adidas », l'auteur fait de l'activité physique un traitement efficace contre l'anxiété et les cellules immunitaires. Il raconte l'histoire de Xaviera, une étudiante de 28 ans qui, pour traiter sa dépression qui durait depuis plus de deux ans, a pris part à une étude qui consistait à courir seule ou en groupe trois fois par semaine, entre 20 et 30 minutes. Les symptômes de Xaviera se sont estompés en quelques semaines, et même ses règles habituellement douloureuses semblaient passer plus vite. Cela s'explique par « l'extase ("le high") du joggeur », un état qu'atteignent ceux qui persévèrent pendant plusieurs semaines. Une étude a même été réalisée par l'Université de Duke, où on a comparé le traitement de la dépression par un antidépresseur efficace, le Zoloft, dans un groupe et par le jogging dans l'autre. Elle a démontré que le jogging était aussi efficace que le Zoloft, sinon plus. Alors, sortez vos Adidas !

Évidemment, je n'ai pu faire de l'activité physique de façon régulière pendant toutes ces années où j'ai été malade. En fait, mon mental voulait plus que mon corps, même pour une simple marche, et **j'ai dû accepter que je n'avais tout simplement pas cette énergie.** Avec le recul, je constate que l'exercice aurait été de trop dans ces moments difficiles, car j'étais dans une situation d'épuisement et, donc, il valait mieux ne pas pousser la note. Lorsque c'était possible pour moi, je m'adonnais à certaines activités, mais d'intensité faible à moyenne. Une séance trop forte aurait brûlé le peu d'énergie que j'avais réussi à accumuler, ce qui m'aurait nui. En fait, je respectais beaucoup mes limites et je me disais qu'au moins je faisais un peu de sport et que je pourrais en faire plus régulièrement lorsque j'irais mieux.

Relativement à toute la question du cancer du sein, on dit que le fait de bouger 30 minutes par jour réduirait considérablement les risques de cette maladie. Et il n'est pas nécessaire de courir le marathon, il suffit de bouger un peu, comme le mentionnait Dr Richard Béliveau, docteur en biochimie et coauteur de plusieurs livres sur le cancer.[xlvi] Toujours est-il qu'il mentionnait que des études avaient démontré que la réduction des risques était plus grande entre des personnes sédentaires et d'autres qui bougeaient un peu qu'entre des personnes qui bougeaient un peu et celles qui faisaient beaucoup d'activité physique.

Et pour m'y mettre, il fallait que j'apprenne d'abord à aimer les sports ! Et il fallait que je trouve une façon qui fonctionne.

Ma technique pour réussir à intégrer simplement l'activité physique et le sport à mon mode de vie a été la suivante : **en premier lieu, faire en sorte que ce soit une activité agréable, simple à organiser, et qu'elle puisse varier en fonction de mon humeur ou des saisons.**

Les activités de printemps-été-automne – le jogging

C'est ainsi que j'ai débuté au printemps avec le jogging (en faisant des intervalles marche-jogging), ce qui me permettait de prendre de bonnes bouffées d'air et de soleil, tout en écoutant ma musique préférée. Et si je ne pouvais pas jogger tout au long de mon programme, eh bien ce n'était pas grave, j'augmentais les intervalles de marche. Le programme « 5K (ou 10K) Runner » est l'application par excellence pour s'y mettre sur une période de 8 semaines tout en bénéficiant d'un guide. Quand on y pense, 8 semaines, c'est parfait pour un « entre-deux saisons », comme le printemps ou l'automne, alors qu'il ne fait pas trop chaud. Des bonnes chaussures de course sont suffisantes pour cette activité ; le reste importe peu.

Les activités d'été – la baignade/natation et les sports d'eau

Quand est arrivé l'été, et puisque j'adore l'eau, je me suis baignée le plus souvent que je pouvais, et l'occasion s'est présentée assez régulièrement, car mon mari et moi avons un bateau. J'ai aussi eu le goût d'essayer une nouvelle activité à la mode, soit la planche à pagaie (*paddle board*). Bien que ce ne soit pas un sport pratique pour tous, il était facile pour moi de ranger la planche sur le bateau. Cela me permettait aussi de pouvoir faire une activité partout où je me trouvais ou lorsque la baignade était moins intéressante.

Les activités d'été-automne – le vélo et les sports de raquette

J'ai également changé mon vélo pour un nouveau beaucoup plus léger et plus performant. Quel changement cela a été comparativement à mon ancien ! J'ai redécouvert le plaisir de pratiquer ce sport, que ce soit en écoutant ma musique favorite ou en me rendant à des endroits qui me plaisent ou qui me sont utiles. Dans la région où j'habite, il y a une panoplie de pistes cyclables dans un merveilleux environnement. Ça aurait été une grande perte de ne pas en profiter. Mon mari et moi avons également joué au tennis, ce qui nous faisait une activité amusante pendant laquelle nous pouvions passer du bon temps. Nous avons aussi disputé quelques matchs avec des amis, ce qui me permettait de rire, de socialiser et de me détendre.

Les activités d'hiver – le ski et les sports intérieurs

En hiver, je me suis procuré des skis de fond. Voilà un excellent exercice qui fait travailler le cardio. De plus, je me suis inscrite à des cours d'aquaforme en piscine intérieure.

L'activité de toujours – la marche

En été comme en hiver, il y a toujours la marche. Ça ne coûte rien, ne nécessite aucun équipement et nous pouvons en faire partout où nous nous trouvons. On peut autant marcher seule en écoutant sa musique préférée qu'avec une amie avec laquelle on peut jaser.

Les autres sports

Kayak, golf, soccer, badminton, baseball, hockey, basket-ball, ski alpin, raquette, gym, danse, etc. : il y a tant de sports pour lesquels nous pouvons développer un intérêt. Et même s'il ne s'agit pas d'un sport, le fait de faire du ménage ou de cuisiner peut être une activité d'une bonne intensité si on s'y met vigoureusement, et cela dure facilement plus que 30 minutes !

Chapitre 24 : Le yoga, pas seulement une mode

J'avais déjà fait du yoga dans les années 90 alors que j'étudiais à l'université, et cela, afin de m'aider à diminuer le stress des examens. C'était bien avant sa grande popularité des années 2000 ! J'en ai fait à nouveau au début de mes symptômes d'anxiété afin de m'aider à retrouver un certain calme. Mais ça ne fonctionnait pas tout le temps. Je me souviens d'une fois en particulier où je revenais d'une séance de yoga et que j'en étais pratiquement venue à la crise d'anxiété. Au début des séances avec mon psychologue, le yoga faisait partie de ses premières recommandations. **Et c'est un vrai incontournable que tous devraient pratiquer !**

En m'adonnant à cette technique, j'ai découvert qu'il y en avait plusieurs sortes et qu'il ne fallait pas nécessairement choisir n'importe laquelle. Il y a entre autres le hatha yoga, que j'ai expérimenté à Bali et qui, selon les recommandations des Balinais, serait le plus simple et le plus doux à exécuter. Notons aussi qu'il y a des postures qui sont recommandées dans certaines circonstances et d'autres non ; par exemple, les torsions et inversions sont à privilégier pour stimuler les organes internes, dont le foie, et l'inversion pratiquée en la posture du chien ne serait pas recommandée en présence de haute pression. Il y en a trois types qui se démarquent et que j'aimerais vous présenter.

Le yoga tibétain, ou « les 5 tibétains ». Mon psy m'a présenté le yoga tibétain, que j'ai particulièrement aimé pratiquer et que j'aime toujours. Ce yoga se pratique en 5 rites qui reposent sur le principe que le corps possède 7 centres d'énergie, ou chakras, correspondant à 7 glandes endocrines. Les hormones sécrétées par ces dernières règlent toutes nos fonctions corporelles. Voici donc un type de yoga qui peut aider le système hormonal. Il ne prend que très peu de temps, donc aucune raison de ne pas l'intégrer à sa routine du matin ou du soir. Vous pouvez visualiser des vidéos de ce yoga sur YouTube ou lire sa description détaillée sur Wikipédia à l'adresse : fr.wikipedia.org/wiki/cinq_tibetains. Voici un résumé des 5 postures (rites) tiré de ce site :

1er : il s'agit […] de se tenir debout en tendant les bras horizontalement dans le prolongement des épaules, puis de tourner sur soi dans le sens des aiguilles d'une montre jusqu'à avoir une sensation de léger vertige […]

2e : il s'agit simplement de s'allonger sur le dos, sur le plancher ou sur un lit. Les mains sont placées de chaque côté du corps, paumes à plat contre le sol, chaque main étant légèrement tournée en direction de l'autre. On soulève la tête et les jambes tendues jusqu'à la verticale. Si possible, on poursuit le mouvement en direction de la tête, toujours sans plier les genoux, puis on redescend lentement les jambes tendues et la tête vers le sol et l'on se détend quelques instants avant de recommencer.

3e : il s'agit de se mettre à genoux, les pieds repliés (seuls les orteils touchent le sol), en plaçant les mains à l'arrière des cuisses, puis d'incliner la tête aussi loin que possible en avant, de sorte que le menton touche la poitrine. On inspire profondément en se penchant le plus loin possible en arrière en levant la tête et en tirant le menton aussi loin que possible vers l'arrière. On se penche à nouveau vers l'avant tout en expirant et on recommence.

4e : il s'agit de s'asseoir au sol avec les jambes tendues, puis de placer les bras le long du corps en appuyant les mains sur le sol. Tout en inspirant, on lève le corps en pliant les genoux de sorte que les jambes et les bras soient à la verticale. Le reste du corps, des genoux aux épaules, se trouvera à l'horizontale. Il faut mettre le menton bien en contact avec la poitrine, puis, avant de lever le corps à l'horizontale, laisser tranquillement descendre la tête vers l'arrière aussi loin que possible.

On revient ensuite à la position assise tout en expirant et on se relaxe quelques instants avant de répéter le rite.

5e : [il s'agit] de placer les mains sur le sol à une distance d'environ 60 cm, puis de tendre les jambes avec les pieds écartés également d'environ 60 cm, seuls les orteils touchent le sol, tête en arrière. Tout en inspirant, on lève les hanches aussi haut que possible en s'appuyant sur les orteils et sur les mains, le menton en contact avec la poitrine, puis tout en expirant on laisse le corps revenir tranquillement à la position de départ, en remontant la tête et en la poussant vers l'arrière aussi loin que possible.

Le yoga hormonal. Dans mes recherches, j'ai découvert le yoga hormonal, créé par Dinah Rodrigues, une thérapeute d'origine brésilienne, qui peut aider les femmes faisant face aux problèmes et symptômes reliés au déséquilibre hormonal et à la ménopause. En réalité, elle conjugue une séquence de postures dynamiques et une technique de respiration intense (Bashtrika) combinées. Elle travaille également spécifiquement sur les glandes thyroïde, hypophyse, surrénales et ovaires en adaptant des postures de hatha yoga et de kundalini yoga associées à une technique tibétaine de circulation de l'énergie.

Mme Rodrigues recommande la pratique de ce yoga au moins quatre fois par semaine, idéalement tous les jours, et pendant 30 minutes, pour obtenir des résultats rapides. Les femmes devraient pratiquer ce yoga dès 35 ans, même sans symptôme, car à 40 ans, les hormones commencent à diminuer. La pratique de ce yoga fait augmenter le taux d'hormones; il est cependant contre-indiqué pendant les règles et la grossesse, et en cas de cancer du sein ou d'endométriose avancée. Vous pouvez vous procurer des DVD et livres de Dinah Rodrigues sur le site web suivant : www.dinahrodrigues.com.

Personnellement, je n'ai pas fait l'expérience de ce type de yoga, car j'ai découvert trop tard son existence. Je me vois mal le pratiquer alors que je suis sous pilule contraceptive qui simule une grossesse.

Le yoga nidra. J'ai aussi récemment découvert le yoga nidra, qui s'avère une bonne méthode pour un débutant, et qui se trouve à mi-chemin entre le yoga et la méditation, donc intéressant pour ceux qui auraient de la difficulté à s'adonner à cette dernière. Le yoga nidra est une pratique combinant la concentration, la méditation et la contemplation. C'est une technique de visualisation en relaxation profonde très similaire au sommeil lent léger (stades 1 et 2 du sommeil lent), elle aide donc à améliorer la qualité du sommeil. Le yoga nidra permettrait de rééquilibrer le système hormonal et aiderait les personnes fatiguées, stressées ou souffrant d'insomnie. Trois quarts d'heure de yoga nidra équivalent à un cycle de sommeil d'environ deux heures. Une séance est composée d'étapes successives faites dans un ordre bien précis qui ouvre la porte à la méditation. Il s'agit en premier lieu de fixer ses pensées sur des endroits spécifiques du corps cités par l'instructeur (semblable à la technique de la « pleine conscience ») tout en travaillant dans un second temps sur les différents opposés, comme le chaud et le froid, le lourd et le léger. Ensuite viennent des exercices de respiration pour mener à une plus grande détente. Cette séance de relaxation profonde se termine avec la visualisation grâce à des représentations d'images fortes comme un soleil éclatant. (À faire au coucher !) J'aime beaucoup suivre le cours offert sur le site de « Elle France ». Comme on le mentionne sur le site www.elle.fr/Minceur/Yoga/yoga-nidra-2988165#, c'est la méditation en plus facile !

Chapitre 25 : La méditation

La méditation aussi est en popularité croissante. Pour celles qui, comme moi, ont constamment un petit hamster qui leur tourne dans la tête, il est essentiel de faire le vide. Nous dormons plus ou moins huit heures par jour, nous reposons notre corps, mais quand arrêtons-nous nos pensées ? Presque jamais. Et c'est un exercice très difficile à réaliser, croyez-moi ! Alors, chères novices ou hyperactives de ce monde, il faut s'y mettre de façon graduelle et avec des techniques guidées, et non pas à la dure comme le fait Julia Roberts en Inde dans le film *Mange, prie, aime*. Les suivantes sont celles qui m'ont été le plus utiles.

Le yoga nidra. Tel que j'en discute au chapitre précédent, ce type de yoga est une méthode de méditation de relaxation profonde qui est facile à réaliser.

De petites techniques simples. Une des choses que mon psychologue m'a enseignées est que méditer peut être fait très simplement. Que ce soit de contempler de merveilleuses images colorées sur son ordinateur (je vous le conseille fortement), de regarder la pluie tomber, ou bien de fixer une chandelle, ce sont toutes des façons simples de méditer quelques minutes et de régénérer son esprit. Vous pouvez le faire le temps d'une pause, et le tour est joué !

La technique de pleine conscience, ou *mindfulness.*

Tel que je le mentionnais au chapitre 6, cette technique tirée du bouddhisme et qui signifie « présence attentive » est souvent utilisée en thérapie pour réduire le stress et la dépression (notamment : Mindfulness-Based Cognitive Therapy for Depresssion [MBCTD]). C'est aussi une forme de méditation. Elle consiste à ramener son attention sur l'instant présent et à examiner les sensations qui se présentent à l'esprit comme elles apparaissent et disparaissent (le ressenti). Comme le mentionne *Wikipédia* https://fr.wikipedia.org/wiki/Pleine_conscience)[xlvii], la méditation pleine conscience ne consiste pas à ne penser à rien, mais plutôt à réorienter son attention soit de façon ciblée vers un ou plusieurs éléments du présent (sur ses sensations, sa respiration ou tout autre phénomène psychologique, tel que la douleur ou le bien-être), soit de façon non ciblée, en ouvrant sa vigilance et ses sens à tous les éléments de l'instant présent, au fur et à mesure de leur *entrée en scène* (bruits, pensées, souvenirs, température ambiante, projets, sentiments, position du corps...). En se mettant à l'écoute du présent et de ses propres sensations, le méditant est en présence de la structure de ses habitudes. Les pensées ayant un impact majeur sur notre sensation de bien-être et nos décisions quotidiennes, la méditation pleine conscience aurait un effet d'apaisement mental. Certaines études suggèrent même que la pleine conscience améliorerait la lutte contre certaines maladies. Vous pouvez trouver des fichiers de cette technique sur YouTube, mais voici quatre exercices simples que vous pouvez faire et qui sont tirés du site psychomedia.qc.ca[xlviii] :

1. ***[Prêter] attention à sa respiration.*** Choisissez un moment où vous disposez de 10 minutes et trouvez un endroit calme pour vous asseoir confortablement. Portez votre attention sur votre respiration alors que vous inspirez.

   Remarquez la sensation au bout du nez alors que l'air entre dans votre corps. Continuez à respirer normalement. Remarquez la dilatation de vos poumons alors qu'ils se remplissent d'air et leur contraction avec l'expiration. Continuez de cette manière à observer le mouvement de votre respiration pendant 10 minutes.

2. ***Observer ses pensées.*** Il s'agit de prendre une position d'observateur des pensées qui surgissent et disparaissent dans son esprit.

La pleine conscience de ses pensées est différente de la façon normale de réagir ou d'être capté(e) par leur engrenage. Il s'agit simplement d'observer les pensées et les images qui passent. Lorsqu'il vous arrive d'être pris par les pensées elles-mêmes, il s'agit simplement de prendre note [à ce à quoi vous] avez pensé. Si vos pensées consistaient en un monologue négatif (catastrophisme ou blâme), il suffit de le constater.

3. ***Observer ses émotions***. Comme les pensées, les émotions surviennent et disparaissent. Alors que pour plusieurs, il peut être plus difficile d'observer les émotions que les pensées sans se laisser capter par elles, une stratégie facilitatrice peut être de les nommer, ce qui peut amener à étendre son vocabulaire et sa capacité à distinguer les différents types d'émotions. Mieux identifier les émotions est une capacité qui favorise une meilleure résolution de différentes situations.

4. ***[Prêter] attention aux sensations du moment présent***. [Faire] une marche, prendre une douche, prendre une collation… sont autant d'occasions de pratique de la pleine conscience. Il s'agit de

[prêter] attention aux sensations et perceptions variées de l'expérience, de prendre conscience de l'esprit qui vagabonde puis de recentrer son attention sur les sensations et les perceptions du moment présent.

Vous pouvez retrouver plusieurs fichiers de relaxation, méditation et autres sur les balados de passeportsante.net sur le site web : http://www.passeportsante.net/fr/audiovideobalado/Balado.aspx. Vous pouvez aussi vous initier à la méditation en vous inscrivant à des cours ou groupe. Il y en a de plus en plus et certainement près de chez vous.

La détente à la plage. Une technique de visualisation qui inclut plusieurs sens peut nous aider à retrouver notre calme. J'ai trouvé cette scène de détente à la plage dans le livre *Guérir l'anxiété pour les nuls* dont je vous ai parlé plus tôt[xlix] :

1. ***Imaginez que vous marchez pieds nus sur une plage de sable un jour où il fait beau et chaud.*** Le sable est chaud sous vos orteils. En atteignant l'océan, vous sentez l'eau fraîche et rafraîchissante qui vous recouvre les pieds, et l'air

vif et frais, et vous inspirez profondément : vous êtes submergé par une sensation de calme.

2. ***Vous continuez de marcher pour arriver à un endroit où les rochers surplombent les vagues.*** Une vague s'écrase sur les rochers et pulvérise de la brume en l'air; de petites gouttelettes vous éclaboussent le visage, et elles sont délicieusement rafraîchissantes.

3. ***Les mouettes planent sans effort bien au-dessus de vous, et elles plongent en rasant la surface de l'eau.*** Elles ressemblent à des acrobates des cieux, qui apparaissent et disparaissent avec grâce. Le ressac et les mouettes orchestrent une musique apaisante. Un peu plus loin sur la plage, une chaise longue en bois semble vous inviter.

4. ***Vous vous rendez tranquillement au transat et, une fois allongé, vous vous étirez.***

5. ***Comme par magie, vous trouvez un verre de votre cocktail préféré, délicieux et glacé, sur une petite table à côté de vous.***

6. ***En sirotant votre cocktail et en sentant la boisson fraîche vous remplir la bouche et glisser dans votre gorge, vous êtes rafraîchi et satisfait, serein et content.***
7. ***Vous jetez un œil à l'horizon et vous remarquez que deux bateaux à voile ondulent paresseusement au loin.*** Vous sentez la chaleur du soleil qui baigne votre peau; en même temps, une brise douce la rafraîchit dans un équilibre parfait. Vous ne vous êtes jamais sentie aussi détendue de votre vie.

8. ***Vous vous étirez et vous fermez les yeux.*** Vous sentez tous les muscles de votre corps qui se relâchent. Vous êtes à moitié endormie, et alerte en même temps. La beauté de la nature vous emplit de respect, et elle fait fondre vos soucis.

Chapitre 26 : L'hypnose

L'hypnose serait très utilisée pour la gestion du stress. Elle serait beaucoup plus efficace que d'autres techniques, telles que la relaxation simple, d'abord parce que son effet calmant, renforcé par la voix et la présence rassurantes de l'hypnothérapeute, diminue très rapidement l'impact que peuvent avoir les agents stressants, quelle qu'en soit l'origine, et ensuite parce qu'elle permet à la personne elle-même de lever ses inhibitions.

Le phénomène hypnotique est complexe et il semble qu'il n'y a pas qu'une théorie qui fasse autorité. Une seule certitude existerait : ce n'est pas un état de sommeil, mais un état modifié de conscience (EMC), comme le rêve, la transe, la relaxation, la méditation. En quelque sorte, on rêve tout en étant conscient. La personne hypnotisée en viendra à oublier la réalité extérieure et à n'entendre que la voix de l'hypnotiseur. Par ses mots, il augmente le pouvoir de la suggestion, ce qui provoque des changements psychologiques ou physiologiques tels que disparition de douleurs aiguës, du stress, de l'anxiété et autres troubles psychologiques, des maladies psychosomatiques tels les maladies de la peau, rhinites à répétition, asthme, excès de poids, boulimie, acouphènes et tabagisme.

Oh ! La première fois que mon psy m'a parlé de faire une séance d'hypnose, ne pensez pas que je ne voulais pas m'enfuir en courant, de peur de perdre le contrôle ! Eh bien, j'ai découvert que l'hypnose n'est pas nécessairement de fixer un pendule pendant une séance ou de dormir les yeux ouverts ! Les séances qu'il m'a proposées étaient plutôt un exercice de visualisation dans lequel je conserve la maîtrise de mes pensées. Je partage avec vous la séance d'hypnose intitulée « **Ma maison** », que vous pouvez obtenir en devenant un membre du site web www.soshormones.fr, associé à ce livre.

N'hésitez pas à vous rendre dans « votre maison » pour vous aider à régulariser votre problème hormonal, cela peut vraiment faire une différence. Vous pourrez aussi trouver sur YouTube une panoplie de vidéos d'hypnose, alors à vous d'essayer !

Chapitre 27 : La crème glacée molle…

Comme je le mentionnais au début de ce livre, j'ai vécu une grande période de crises d'anxiété, lesquelles grimpaient, évoluaient graduellement pendant la journée, pour atteindre leur apogée en soirée. Il m'était très difficile de les contrôler, et cette situation était d'autant plus préoccupante pour mon conjoint, qui se sentait souvent incapable de m'aider à traverser ces épisodes.

Un truc que nous avons alors découvert était de partir en voiture, après mon retour au calme, à la recherche d'une crèmerie (puisque cette période critique s'est majoritairement déroulée pendant l'été). Comme j'avais également beaucoup pleuré avec ces crises, je ne désirais pas me rendre dans un endroit public. Nous aboutissions donc souvent au service à l'auto de chaînes de restauration rapide et je pouvais alors déguster ma crème glacée molle, qui était ma récompense pour avoir survécu à ces moments intenses. Oh, cela ne faisait pas en sorte que mon anxiété était guérie, mais mon cornet m'aidait d'une certaine façon à m'en sortir momentanément.

Vous pouvez aussi trouver votre petit bonbon qui vous aidera à traverser une crise, certains symptômes ou des périodes difficiles. Ce peut être d'aller prendre un café, un dessert, ou même de passer voir une personne de votre entourage. Ce petit rituel vous exercera à calmer le jeu, à reprendre vos moyens en changeant vos pensées.

Aujourd'hui, mon conjoint et moi-même aimons bien aller prendre une crème glacée molle lorsque nous en avons l'occasion, et je me remémore comment cela m'était utile dans ces périodes douloureuses. Et lorsque je vis un peu d'anxiété, parce que cela m'arrive encore à l'occasion, je me prête de nouveau au jeu de la crème glacée molle !

Chapitre 28 : Les vacances « maladie »

Une façon qui m'était essentielle pour récupérer pendant ces périodes difficiles était de prendre régulièrement des pauses que j'appelais « vacances maladie ». C'était l'hôpital ou ça, comme disait souvent mon conjoint ! Comme je travaillais à mon compte et que je ne pouvais m'absenter pour cause de maladie, j'ai opté pour prendre des congés le plus souvent possible pour me reposer ou commencer une nouvelle médication. Ce n'était pas vraiment des vacances, comme le croyait mon entourage. Même, je me faisais souvent dire : « Tu pars encore ?! » Mais ce temps était destiné à me refaire une santé afin de repartir avec une meilleure énergie. Je sais que ce n'est pas une option accessible à tous, mais au bout du compte, pour ma part, qu'est-ce que j'avais à perdre ? Sans ces arrêts sporadiques, j'aurais probablement dû prendre plusieurs mois d'arrêt de travail, ce qui n'aurait été payant ni pour ma santé ni pour mon portefeuille !

Si vous ne pouvez pas prendre de moments de répit aussi souvent, vous pouvez sûrement choisir des petits congés ici et là, réduire vos journées de travail, ou vous rendre dans une retraite, un centre de bien-être ou tout autre endroit à votre portée qui vous fera du bien. Mon conseil : prenez le plus de temps possible pour vous et votre confort.

Quant aux enjeux financiers que cela comporte, on trouve toujours le moyen de s'organiser, même si on n'y croit pas au départ.

Aujourd'hui, la tempête étant nouvellement passée, je peux enfin dire que mes prochaines vacances seront des vraies !

Chapitre 29 : Faire du ménage dans sa vie

Comme le dit si bien l'adage, un malheur n'arrive jamais seul ! Pendant cette période où rien n'allait plus, je vivais une situation intolérable et toxique au travail. Cela n'aidait pas à mon état, et avec tout le stress que cela me causait, j'en suis venue à me demander : est-ce cette situation qui a provoqué ou accentué mes troubles hormonaux ou plutôt ces derniers qui ont fait en sorte que je ne pouvais plus tolérer cette situation ? Finalement, l'œuf ou la poule ? Avec le recul, je me dis que c'était probablement un peu des deux, le stress emportant mes problèmes hormonaux et ceux-ci m'empêchant de bien gérer mon stress et mon anxiété.

J'ai dû prendre des décisions d'affaires importantes alors que j'étais dans un état difficile, même pitoyable, pour pouvoir entreprendre une grande réorganisation professionnelle. Je sais aujourd'hui que c'était la bonne décision, même si, à l'époque, j'avais de la difficulté à mettre mes idées en place et à trouver l'énergie pour avancer.

J'ai également dû amorcer plusieurs changements dans mon mode de vie. C'est ainsi que je me suis mise à la méditation, au yoga et à d'autres techniques de relaxation. J'ai intégré l'activité physique à mon quotidien. Et surtout, j'ai appris à être ouverte à l'être humain et à prendre du temps pour vivre, tout simplement.

Il n'est pas rare de voir des femmes dans la quarantaine qui ont le goût de tout lâcher d'un seul coup, de changer de carrière ou de vie ; ne serait-ce pas là le fruit d'un dérèglement hormonal, tout bonnement ? Je pense que c'est fort possible dans bien des cas, seulement, on ne le soupçonne pas.

Lorsque l'on vit de tels changements hormonaux, qui sont difficiles à supporter (du moins pour plusieurs femmes), ils ne passent pas sans faire du ménage dans un ou plusieurs volets de notre vie.

Je le dis encore une fois, j'ai eu l'aide de mon psychologue pour accomplir ce grand nettoyage, étape par étape, une chose à la fois. J'en suis sortie meilleure, épanouie, ce que je ne serais pas devenue si je n'avais pas vécu cet épisode de ma vie.

Chapitre 30 : Fonctionner au quotidien et la socialisation

Une des choses que j'ai trouvées les plus difficiles dans toute cette expérience est de fonctionner au quotidien comme une personne « normale », c'est-à-dire en parfaite santé, alors que rien n'allait. On dit souvent que si notre blessure était physique les gens seraient indulgents, mais que lorsque le problème n'est pas visible, ils ne peuvent pas comprendre. Lorsqu'on vit une détresse psychologique et un épuisement physique, notre entourage peut nous aider dans une certaine mesure, mais il n'arrivera pas à concevoir notre réalité… Et qui plus est pour un simple et banal problème hormonal qui perdure !!!

Notre société s'attend à ce que l'on se surpasse, que ce soit au travail ou sur le plan personnel ou social. Venant d'un milieu professionnel à mon compte, je ne pouvais pas laisser paraître ce mal-être qui m'affectait. Cela signifiait aussi que je fasse le nécessaire pour que la vie continue à la maison, ne serait-ce que de préparer les repas, d'accomplir les tâches ménagères, les courses, d'exécuter tous mes dossiers au travail, et de garder une certaine présence dans l'environnement social, important dans mon domaine.

C'est ainsi que presque toujours pendant ces quatre dernières années, j'ai agi en tant « qu'actrice » au travail, dans ma vie personnelle et dans les événements sociaux pour faire comme si tout roulait, alors que je souffrais de divers symptômes ou que je me sentais en constant épuisement. Souvent, j'étais sur le point de m'évanouir, ou bien j'allais à une soirée, mais je devais sortir prendre l'air ou me rendre aux toilettes pour ne pas faire de crises d'anxiété, ou encore j'étais tellement épuisée que je peinais à placer un pied devant l'autre. Finalement, je « jouais le jeu » sur plusieurs plans, mais à la maison, je vivais une détresse continuelle et je passais tout mon temps libre à me reposer et à me soigner. Qui plus est, j'en venais à ne penser qu'à la maladie et à rien d'autre, et à faire de la recherche pour me guérir, c'était épuisant !

Je devais aussi balancer mes énergies, alors si j'avais une activité, je faisais en sorte de me reposer un peu avant de m'y rendre, ou sinon après. Je devais même refuser plusieurs occasions de sorties ou de vacances avec des parents, amis ou connaissances. Il m'a fallu reporter plusieurs dossiers et aussi lâcher prise sur plusieurs aspects à la maison pour m'en tenir au minimum nécessaire.

Aujourd'hui, je me demande comment j'ai bien pu survivre à chacun de ces instants. Sans l'aide de mon conjoint à la maison, de la médication, du soutien de mon psychologue et mes médecins spécialistes, je ne crois pas que j'aurais pu passer au travers de cette période. Je n'ai plus l'énergie que j'avais, et à l'occasion, je vis encore des hauts et des bas. Aujourd'hui, en 2017, je demeure fragilisée et j'en ai encore pour quelque temps avant de me relever et de retrouver une bonne vitalité, mais je crois sincèrement que le pire est derrière moi.

Chapitre 31 : Mon conjoint

Ah, notre conjoint, le premier sur la liste à être touché, après soi-même. Il comprend, mais en même temps, il ne comprend pas vraiment. Et je vous ferai remarquer qu'on ne raisonne plus soi-même ! Il devient notre bouc émissaire ! J'ai eu beaucoup de chance, car j'ai un conjoint qui m'a énormément soutenue dans toutes ces années de maladie.

Au début, lorsque j'ai commencé à aller moins bien, à ne pas dormir, à faire de l'anxiété et à voir apparaître un à un les symptômes dépressifs, mon conjoint ne concevait pas la situation dans laquelle je m'enfonçais. J'étais suffisamment malade pour ne pas aller bien, mais pas pour être vraiment prise au sérieux, ne sachant pas moi-même exactement ce qui se passait. Et j'étais terrorisée par sa réaction à lui par rapport à tout cela; allait-il être indulgent ?

J'y suis donc allée pas à pas avec lui, en lui expliquant mes symptômes par bribes, jusqu'à ce que j'en vienne à faire des crises d'anxiété et de panique et que je me retrouve en arrêt de travail. Il a dû composer avec le fait que je ne pouvais plus fonctionner normalement, et il devait en plus m'aider à faire passer ces crises.

Mais je dirais qu'il a commencé à me comprendre réellement lorsque je l'ai conscientisé à tout cela et lorsque je lui ai demandé son implication. À cette période, je voyais mon psychologue régulièrement, à raison d'une fois par semaine, et donc, lorsque je revenais, je faisais part de ma séance à mon conjoint. Puis, un jour, je l'ai amené à l'une de ces rencontres et il a réalisé la situation que je vivais. Nous avons pu nous parler franchement. Il m'a aussi accompagnée chez les médecins et autres rendez-vous. Au fur et à mesure de ces visites, des solutions étaient envisagées pour m'aider à aller mieux et pour que notre vie à deux soit équilibrée en fonction de ma santé.

Il n'y a pas de recette miracle pour qu'un conjoint comprenne l'autre, mais je crois qu'il en va de petites choses, comme lui fournir l'information graduellement, lui parler avec diplomatie et en veillant à ce qu'il se sente concerné.

Un truc qui nous a grandement aidés au quotidien est celui des couleurs des feux de circulation. C'est très simple : sur le réfrigérateur, chaque matin, vous apposez le vert, jaune ou rouge représentant comment vous vous sentez, et sans avoir à discuter, votre conjoint (et vos enfants) sait à quoi s'attendre. Ce peut être une tout autre façon de faire, à vous de laisser cours à votre imagination vers ce qui vous convient, et je vous le dis, cela simplifiera votre vie de couple et de famille !

Chapitre 32 : Le point de vue de mon conjoint Michel

Moi, Michel, conjoint de l'auteure, je suis de nature positive, optimiste, et je vois toujours la vie comme étant belle. De sorte qu'il est naturel pour moi de voir les bons côtés d'une mauvaise chose. Cela semble à la base très utile pour passer une période d'anxiété ou de dépression passagère de sa conjointe. Mais en réalité, cela entraîne le contraire, car je minimisais l'ampleur des conséquences et problèmes qu'elle vivait, ce qui n'aidait en rien. Comprendre et écouter aide davantage dans un tel cas ; voilà ce qu'il faut faire, et laisser tomber le rationnel et la logique. D'accepter qu'une journée parfaitement ensoleillée puisse être vue comme du mauvais temps, c'est difficile à concevoir quand tout va bien pour soi.

Pour la femme que l'*on promet d'aimer pour le meilleur et pour le pire*, les changements hormonaux peuvent mener à une transformation de la Belle en la Bête. On passe de la théorie à la pratique. Je me souviens d'une de mes connaissances (de nature positive et optimiste comme moi) qui a demandé le divorce, ne reconnaissant plus celle qu'il avait mariée et avec qui il avait eu des enfants 30 ans plus tôt.

Heureusement pour moi, écouter, aimer et assister ma conjointe dans ses innombrables démarches et interminables combats de survie contre les multiples symptômes que causent les changements hormonaux a été plus utile que de tenter de comprendre ou même de régler les problèmes à sa place. Le fait que je ne cherche pas à expliquer l'inexplicable et que j'accepte d'être un simple complice nous a permis d'être encore plus amoureux que jamais. Il est vrai de dire que c'est souvent dans l'adversité que l'on apprend une nouvelle dimension de l'amour. Comme le dit le proverbe *patience et longueur de temps font plus que force ni que rage*, lorsqu'on est confronté à une difficulté, inutile de s'énerver. Au contraire, il faut faire preuve de patience et agir posément.

Par l'occasion qui m'est donnée d'écrire ces lignes, je désire témoigner ma totale admiration à mon épouse pour sa force, sa détermination, sa volonté de guérir et de croire en la vie et en notre amour. Cette phase de notre vie de couple nous a permis de faire des choix axés sur le mieux-vivre, sans quoi nous aurions possiblement continué à courir pour demain, alors que nous sommes aujourd'hui. J'en profite pour te remercier pour la place que tu m'as faite pour que je t'accompagne dans cette maladie, je ne voudrais pas être ailleurs, mon amour, et non, je ne me sauverai pas!

Conclusion : L'intuition… féminine !

Après avoir lu *Le retour au Why Café*[1], un très bon livre que je vous recommande, d'ailleurs, mon psy vous parlerait de « l'intuition » que l'on doit suivre. Cette voix intérieure que l'on doit écouter.

Mais plus particulièrement, moi, je vous parlerais d'intuition… « féminine » ! C'est cette petite voix qu'ont les femmes, une sorte de sixième sens. Celle qui fait en sorte que nous nous connaissons bien et nous laisse présager telle ou telle situation. Cette intuition que mon problème de santé avait trait aux hormones, je l'avais depuis 2013, date où des symptômes inhabituels se sont pointés. Je l'ai refoulée lorsque mes multiples requêtes ont été rejetées du revers de la main par mon médecin de famille. Après avoir pris du repos et commencé une médication stable, mais comme mes symptômes apparaissaient et variaient toujours, je revenais à cette intuition de départ. Aujourd'hui, en 2017, après avoir reçu, et même seulement récemment, le traitement hormonal qui me convient réellement, je peux affirmer que mon intuition de départ était la bonne, mais que malheureusement, mes différents symptômes ainsi que la dépression l'étouffaient. Je regrette quelquefois de ne pas avoir toujours suivi ce pressentiment et m'être laissée guider par toutes sortes de signes et de situations. Je regrette quelquefois d'avoir écouté certains médecins.

Je dois maintenant me fier à mon instinct pour suivre un traitement hormonal qui est en quelque sorte controversé, qui comporte certains risques et qui peut entraîner des effets secondaires inconnus à ce jour. Comme m'a dit mon psychologue, je dois me faire confiance dans tout cela.

Malgré tout, je ne pourrai jamais regretter d'avoir la plupart du temps suivi ma voie, de m'être battue, d'avoir fait des recherches exhaustives, et d'avoir conservé ma grande détermination, qui m'a permis de pousser mes médecins à agir selon mes convictions et, finalement, de me guérir.

Alors, un conseil de femme : suivez votre intuition... féminine !

Table des matières

BIBLIOGRAPHIE

Articles de revue

ANDRÉ, Christophe, « La méditation de pleine conscience », ww.christopheandre.com/Meditation_CerveauPsycho_2010.pdf *Cerveau & Psycho*, n°41, septembre-octobre 2010.

ARCTURIUS, Les chroniques, « Réveil nocturne-décryptage d'après la médecine chinoise », www.arcturius.org, 12 novembre 2013.

BERTHOU, Antony, « Nutrition et sommeil : le secret est dans l'assiette ! », www.sante-et-nutrition.com/nutrition-et-sommeil, 24 août 2014.

BOUR, Hélène, « Gynéco : à quoi servent les œstrogènes », Topsanté.com, le 29 juin 2015.

CENTRE D'ÉTUDES SUR LE STRESS HUMAIN, *Mammouth Magazine*, Montréal, n° 16, automne 2016.

CERDA, Nolyne, « Yoga nidra: la méditation en plus facile », *ELLE*, www.elle.fr/Minceur/Yoga/yoga-nidra-2988165, 18 septembre 2015, mis à jour le 23 décembre 2015.

COURNOYER, Amélie, « Probiotiques : bactéries miracles ? », *Coup de pouce*, octobre 2015.

DOMPIERRE, Jeanne, « Une pilule pour ne plus avoir ses règles… dangereux ? », www.canalvie.com/sante-beaute / sante/ prevention-et-maladies /une-pilule-pour-ne-plus-avoir-ses-regles-dangereux, CanalVie.com, février 2017.

ÉTHIER, Chantal, « SPM Extrême», fr.chatelaine.com/sante/spm-extreme/, 18 février 2009.

FRIZZELL, Nell, « Hé les filles, vos hormones vous niquent le cerveau », www.vice.com/fr/article/he-les-filles-vos-hormones-vous-niquent-le-cerveau, *Le guide Vice de la santé mentale*, 28 avril 2015.

GERVAIS, Lisa-Marie, « L'œstrogène, l'arme secrète des femmes », ledevoir.com, 12 mai 2009.

LEDUC, Julie, « Faut-il jeter la pilule ? », Coupdepouce.com, octobre 2013.

MAPLANTE, « Les 7 signes du déséquilibre hormonal », www.maplante.com/desequilibre-hormonal, 9 novembre 2014.

MARTA MARTÍN MILLÁN, Santos Castaneda, « Mise au point : estrogènes, arthrose et inflammation », dolor.org.co/articulos/Estrogenos%20artrosis%20inflmacion.pdf *Revue du rhumatisme*, Elsevier Masson, vol. 80, 2013, p. 350-356.

MICHAUD, Henri, « Les bienfaits du coloriage pour adultes », www.canalvie.com/sante-beaute/bien-etre/coloriage, *Canal Vie*, 2017.

PASSEPORT SANTÉ, « L'alcool, bon ou mauvais pour la santé ?, www.passeportsante.net/fr/Actualites/Dossiers/Dossier Complexe.aspx? doc=alcool_vrai_faux_page1_8_do, 2017.

PERRIN, Emmanuel, « Les femmes ont un meilleur système immunitaire que les hommes », www.maxisciences.com / syst% E8me-immunitaire / les-femmes-ont-un-meilleur-système-immunitaire-que-les-hommes_art2115.html, 25 mai 2009.

PIGANI, Erik, «Dix questions sur l'hypnose», www.psychologies.com/Therapies/Toutes les Therapies/Therapies-breves / Articles-et-dossiers / Dix-questions-sur-l-hypnose, revue Psychologies.com, modifié en mars 2015.

PSYCHOMÉDIA, « Comment peut-on soulager le syndrome prémenstruel ? », www.psychomedia.qc.ca/node/22471, 1er janvier 1996.

PSYCHOMÉDIA, « Méditation de pleine conscience: 4 exercices pour s'initier », www.psychomedia.qc.ca/psychologie / 2013-12-26/exercice-ini-tiation-a-la-pleine-conscience-mindfull-ness, 26 décembre 2013.

PSYCHOMÉDIA, « Qu'est-ce que le trouble dysphorique prémenstruel ? », www.psychomedia.qc.ca, 7 octobre 2005.

PSYCHOMÉDIA, «Trouble dysphorique prémenstruel définition» www.psychomedia.qc.ca 24 mai 2013.

SIGRIST, Marc, « Bière, hormone et prise de poids », *Osinzen*, Ozinzen.com/blog/biere-hormone-et-prise-de-poids/, 10 septembre 2013.

SIMARD, Valérie, « Le SPM extrême, une maladie mentale ? », www.lapresse.ca, 24 mai 2013.

SOCIÉTÉ CANADIENNE DU CANCER, « Pilule anticonceptionnelle et autres contraceptifs hormonaux », www.cancer.ca/fr-ca/prevention-and-screening/be-aware/artificial-hormones/birth-control-pill/?region=on, 2017.

SOLANO, Catherine, « Dépression : et si c'était la pilule ? », www.e-sante.fr/depression-si-c-etait-pilule/actualite/1240, mis à jour le 6 septembre 2016.

THIBAUD, Dominique, « Ménopause précoce : qu'est-ce qui la déclenche », www.topsanté.com, 22 novembre 2012.

TURGEON, Marie-Josée, « Mandalas : origine et effets bénéfiques », www.canalvie.com/sante-beaute/bien-etre/mandalas, *Canal Vie*, 2017.

TUTIN, Corrinne, « Quand doit-on éviter la pilule ? », www.doctissimo.fr/html/sante/mag_2002/sem01/mag0426/sa_5457_femmes_non_pilule.htm, doctissimo.com, février 2017.

VANDEKERKHOVE, Charlie, « Règles : tout comprendre sur le syndrome prémenstruel », www.rtl.fr/actu/bien-etre/regles-tout-comprendre-sur-le-syndrome-premenstruel, RTL, 28 septembre 2015.

VIGNAU, Elyane, « Stop à l'acné de l'adulte ! », www.psychologies.com/Beauté/Visage/soins-du-visage/Articles-et-Dossiers/Stop-a-l-acne-de-l-adulte, psychologies.com, modifié en février 2016.

VIRGINIE, « Comment prévenir et traiter l'acné hormonale ? », www.madmoizelle.com/acne-hormonale-conseils-beaute-424187, madmoizelle.com, 9 septembre 2015.

Sites web généraux

www.passeportsanté.net

www.doctissimo.fr

www.santedesfemmes.com

Livres (monographies)

ANDRÉ, Martine, ELLIOT, Charles H., et SMITH, Laura L., *Guérir l'anxiété pour les nuls*, Éditions First, Paris, 2009, 334 p.

DEMERS, Sylvie, *Hormones au féminin : repensez votre santé*, Les Éditions de l'Homme, Montréal, 2008, 259 p.

LAMBERT-LAGACÉ, Louise, *Ménopause, nutrition et santé*, Les Éditions de l'Homme, Montréal, 2010, 196 p.

NORTHRUP, Christiane, *La sagesse de la ménopause*, Les Éditions Guy Trédaniel, Paris, 2011, 844 p.

SERVAN-SCHREIBER, David, *Guérir le stress, l'anxiété et la dépression sans médicaments ni psychanalyse*, Robert Laffont, Paris, 2003, 292 p.

STRELECKY, John P., *Le retour au Why Café*, Dauphin Blanc, Québec, 2014, 325 p.

VOLF, Nadia, *L'acupuncture pour les nuls*, Éditions First, Paris, 2013, 590 p.

[i] DEMERS, Sylvie, *Hormones au féminin : repensez votre santé*, Les Éditions de l'Homme, Montréal, 2008, 259 p.

[ii] GERVAIS, Lisa-Marie, « L'œstrogène, l'arme secrète des femmes », ledevoir.com, 12 mai 2009.

[iii] ANDRÉ, Martine, ELLIOT, Charles H., et SMITH, Laura L., *Guérir l'anxiété pour les nuls*, Éditions First, Paris, 2009, 334 p.

[iv] ANDRÉ, Martine, ELLIOT, Charles H., et SMITH, Laura L., *Guérir l'anxiété pour les nuls*, Éditions First, Paris, 2009, p. 315-319.

[v] Santé des femmes, « Le sommeil : une affaire d'hormones », www.santedesfemmes.com/sommeil/99-le, 2016.

[vi] Santé des femmes, « Le sommeil : une affaire d'hormones », www.santedesfemmes.com/sommeil/99-le, 2016.

[vii] www.sante-et-nutrition.com/nutrition-et-sommeil, 2016.

[viii] VOLF, Nadia, *L'acupuncture pour les nuls*, Éditions First, Paris, 2013, 590 p.

[ix] www.santedesfemmes.com/syndrome-premenstruel/1658-la-medecine-chinoise-pour-traiter-le-syndrome-premenstruel, 2016.

[x] VOLF, Nadia, *L'acupuncture pour les nuls*, Éditions First, Paris, 2013, p. 271 et suivantes.

[xi] SERVAN-SCHREIBER, David, *Guérir le stress, l'anxiété et la dépression sans médicaments ni psychanalyse*, Robert Laffont, Paris, 2003, 292 p.

[xii] DEMERS, Sylvie, *Hormones au féminin : repensez votre santé*, Les Éditions de l'Homme, Montréal, 2008, p. 77.

[xiii] DEMERS, Sylvie, *Hormones au féminin : repensez votre santé*, Les Éditions de l'Homme, Montréal, 2008, p. 78.

[xiv] COURNOYER, Amélie, « Probiotiques : bactéries miracles ? », *Coup de pouce*, septembre 2015. www.coupdepouce.com/sante-et-vitalite/sante/article/probiotiques-bacteries-miracles.

[xv] CENTRE D'ÉTUDES SUR LE STRESS HUMAIN, *Mammouth Magazine*, Montréal, n° 16, automne 2016.

[xvi] Santé des femmes, « Le stress : ennemi #1 du système hormonal »,

www.santedesfemmes.com/equilibre-hormonal/765-le-stress-ennemi-1-du-systeme-hormonal, 2016.

[xvii] www.santedesfemmes.com/sante-globale/1614-perte-de-cheveux-et-hormones, 2016.

[xviii] www.santedesfemmes.com/sante-globale/1614-perte-de-cheveux-et-hormones, 2016.

[xix] MAPLANTE, « Comment savoir que vous avez un déséquilibre hormonal ? », http://www.maplante.com/desequilibre-hormonal/, 9 novembre 2014.

[xx] www.rtl.fr/actu/bien-etre/regles-tout-comprendre-sur-le-syndrome-premenstruel.

[xxi] www.rtl.fr/actu/bien-etre/regles-tout-comprendre-sur-le-syndrome-premenstruel.

[xxii] ÉTHIER, Chantal, « SPM Extrême », fr.chatelaine.com/sante/spm-extreme/, 18 février 2009.

[xxiii] Psychiatre et fondateur de la clinique du syndrome prémenstruel du Centre hospitalier Pierre-Janet, à Gatineau, Québec, Canada.

[xxiv] ÉTHIER, Chantal, « SPM Extrême », fr.chatelaine.com/sante/spm-extreme/, 18 février 2009.

[xxv] DEMERS, Sylvie, *Hormones au féminin : repensez votre santé*, Les Éditions de l'Homme, Montréal, 2008, p. 22 et suivantes.

[xxvi] DEMERS, Sylvie, Hormones au féminin : repensez votre santé, Les Éditions de l'Homme, Montréal, 2008, p 33.

xxvii THIBAUD, Dominique, « Ménopause précoce : qu'est-ce qui la déclenche », www.topsanté.com, 22 novembre 2012.

[xxviii] LAMBERT-LAGACÉ, Louise, *Ménopause, nutrition et santé*, Les Éditions de l'Homme, Montréal, 2010, p. 12.

[xxix] BOUR, Hélène, « Gynéco : à quoi servent les œstrogènes », Topsanté.com, le 29 juin 2015.

[xxx] DEMERS, Sylvie, *Hormones au féminin : repensez votre santé*, Les Éditions de l'Homme, Montréal, 2008, 259 p.

[xxxi] DEMERS, Sylvie, *Hormones au féminin : repensez votre santé*, Les

Éditions de l'Homme, Montréal, 2008, p 81.

[xxxii] DEMERS, Sylvie, *Hormones au féminin : repensez votre santé*, Les Éditions de l'Homme, Montréal, 2008, p 85.

xxxiii DEMERS, Sylvie, *Hormones au féminin : repensez votre santé*, Les Éditions de l'Homme, Montréal, 2008, p 33.

[xxxiv] DEMERS, Sylvie, *Hormones au féminin : repensez votre santé*, Les Éditions de l'Homme, Montréal, 2008, p. 39.

[xxxv] DEMERS, Sylvie, *Hormones au féminin : repensez votre santé*, Les Éditions de l'Homme, Montréal, 2008, p. 40.

xxxvi Dans la province de Québec, Canada.

[xxxvii] Au Québec, Canada.

[xxxviii] DOMPIERRE, Jeanne, « Une pilule pour ne plus avoir ses règles… dangereux ? », www.canalvie.com/sante-beaute / sante/ prevention-et-maladies /une-pilule-pour-ne-plus-avoir-ses-regles-dangereux, CanalVie. com, février 2017.

[xxxix] La pilule de marque Seasonale.

[xl] LEDUC, Julie, « Faut-il jeter la pilule ? », Coupdepouce.com, octobre 2013.

[xli] TUTIN, Corrinne, « Quand doit-on éviter la pilule ? », www.doctissimo.fr/html/sante/mag_2002/sem01/mag0426/sa_5457_femmes_non_pilule.htm, doctissimo.com, février 2017.

[xlii] SOLANO, Catherine, « Dépression : et si c'était la pilule ? », www.e-sante.be/depression-si-c-etait-pilule-1/2/actualite/1240, mis à jour le 6 septembre 2016.

[xliii] Selon le site : www.cancer.ca/fr-ca/prevention-and-screening/be-aware/artificial-hormones/birth-control-pill/?region=qc.

[xliv] DEMERS, Sylvie, *Hormones au féminin : repensez votre santé*, Les Éditions de l'Homme, Montréal, 2008, chapitre 11, p. 198.

xlv SERVAN-SCHREIBER, David, *Guérir le stress, l'anxiété et la dépression sans médicaments ni psychanalyse*, Robert Laffont, Paris, 2003, 292 p.

[xlvi] Dans son apparition à l'émission Deux filles le matin, diffusée à TVA (Montréal) le 14 novembre 2016.

xlvii Le reste de cette section est tiré de : fr.wikipedia.org/wiki/Pleine_conscience.

xlviii PSYCHOMÉDIA, « Méditation de pleine conscience : 4 exercices pour s'initier », http://www.psychomedia.qc.ca/psychologie/2013-12-26/exercice-initiation-a-la-pleine-conscience-mindfulness, 26 décembre 2013.

xlix ANDRÉ, Martine, ELLIOT, Charles H., et SMITH, Laura L., *Guérir l'anxiété pour les nuls*, Éditions First, Paris, 2009, p. 253.

l STRELECKY, John P., *Le retour au Why Café*, Dauphin Blanc, Québec, 2014, 325 p.

Made in the USA
Monee, IL
05 November 2026

67375667R00121